AF635665

Bernd Wessollek

Cannabismedizin für mündige Patienten

Erfahrungen aus der gelebten Praxis

NACHTSCHATTEN VERLAG
nachtschatten.ch

Impressum

Nachtschatten Verlag AG
Kronengasse 11
CH-4500 Solothurn
Tel. +41 32 621 89 49
info@nachtschatten.ch
www.nachtschatten.ch

© 2024 Nachtschatten Verlag AG
© 2024 Bernd Wessollek

Der Nachtschatten Verlag wird vom Bundesamt für Kultur mit einem Strukturbeitrag für die Jahre 2021–2024 unterstützt.

Fachlektorat: Markus Berger
Korrektorat: Jutta Berger
Umschlaggestaltung: Nina Seiler
Gestaltung und Layout: Silvia Aeschbach

Printed in Germany
ISBN 978-3-03788-667-0

Verbreitung durch Funk, Fernsehen, fotomechanische Wiedergabe, Tonträger jeder Art, elektronische digitale Medien und auszugsweiser Nachdruck nur mit Genehmigung des Verlages erlaubt.

Bernd Wessollek

Cannabismedizin für mündige Patienten

Inhalt

Kapitel 1

»Meine« Cannabismedizin

Im vorliegenden Handbuch stelle ich meine Art vor, Cannabis als Medizin einzusetzen. Ich habe 2015 damit begonnen, im Alter von 66 Jahren. Zuerst als Mitglied der Patientengruppe, die sich damals regelmäßig in den Büroräumen des Deutschen Hanfverbandes in Berlin-Prenzlauer Berg traf. Dann als frühes Mitglied des CSC (**Cannabis Social Club**) Berlin. Hier arbeitete ich ehrenamtlich bis 2017 als einziger Arzt.

Im Frühjahr 2018 arbeitete ich für eine der inzwischen wie Pilze aus dem Boden schießenden Cannabisfirmen und leitete deren »erste Praxis für Cannabinoidmedizin« in Berlin-Schöneberg kommissarisch. Diese Arbeit beendete ich sehr schnell nach zehn Wochen, weil die Betreiber der Praxis keinerlei Interesse an Cannabis als Medikament hatten, sondern ausschließlich am Profit. Ich komme darauf noch zu sprechen.

Heute arbeite ich ehrenamtlich beratend und unterstützend.

Mein Hintergrund

Ich schreibe dieses kleine Buch für Menschen, die sich über Cannabismedizin informieren wollen, wie ich sie praktiziert habe und, soweit ich gesund bleibe, weiter betreiben werde. Ich habe nach Staatsexamen und Promotion eine fünfjährige chirurgische Ausbildung absolviert, dann fast zehn Jahre lang als Hausarzt gearbeitet. Anschließend bin ich noch einmal für fünf Jahre in eine klinische Ausbildung gegangen und war zuletzt Oberarzt in einer psychosomatischen Klinik. Bis 2009 war ich danach als ärztlicher Psychotherapeut und Psychoanalytiker in Bayern niedergelassen. 2011 hatte ich einen schweren Unfall, war drei Monate im Krankenhaus und knapp vier Jahre als Pflegefall eingestuft. Dies ist mein ärztlicher und ein kleiner Teil meines persönlichen Hintergrundes, vor dem ich damals begonnen habe, als Cannabispatient von Cannabispatienten zu lernen und das Erlernte simultan weiterzugeben. Learning by doing. Als Arzt war ich daran gewöhnt.

Meine Form der Cannabismedizin ist einfach und praktikabel, was den Gebrauch der Pflanze betrifft. Ich setze sie vor dem Hintergrund meiner 50-jährigen Erfahrung als Arzt ein. Zu meiner Form von Cannabismedi-

zin gehören Ernährungslehre, psychotherapeutische Basistechniken, Meditation, TCM [1], Yoga und Physiotherapie.

Als Physiotherapie empfehle ich die **Traditionelle Thaimassage (TTM)**, die mich schon in den frühen 90ern fasziniert hat. Damals befand sich die berühmte Massageschule des Wat Pho in Bangkok noch offen auf dem Tempelgelände, und ich habe von diesem Angebot reichlich Gebrauch gemacht. Bis ich meiner Frau begegnet bin, habe ich in Europa TTM kein einziges Mal in Anspruch genommen. – Meine Frau habe ich 2016 in Berlin kennengelernt. Wir waren beide überrascht, beim anderen die Begeisterung für TTM vorzufinden, die wir unabhängig voneinander entwickelt hatten. – Es gibt hierzulande zwar kompetente und erfahrene MasseurInnen, aber niemand kann sicher sein, ob im Massagestudio seiner Wahl nicht doch die dekadente Entwicklung der TTM Einzug genommen hat. Denn das Ziel der TTM ist ganz gewiss nicht die schnelle sexuelle Ableitung der Lebensenergie (Chi). Eine sehr alte, in der buddhistischen Tradition wurzelnde Technik wie die TTM mit dem Wunsch nach Masturbation durch eine Art Leibeigene oder einen Leibeigenen (Prostitution) zu besudeln, passt leider in die heutige Zeit. Daher: Schaue dir das Massagestudio genau an, bei dem du Hilfe suchst, oder bleibe bewusst im Schmuddelsegment, erhebe dann aber keinen Anspruch auf Linderung deiner Beschwerden oder gar auf Heilung.

Cannabismedizin ist keine schnelle Lösung

Cannabismedizin, wie ich sie hier beschreibe, birgt keine Geheimnisse und keine Gefahren, vorausgesetzt, es spielt sich alles offen und ehrlich ab, womit ich vor allem den Anbau der Pflanzen zur Gewinnung der Blüten und die Produktion anderer Darreichungsformen meine, also hauptsächlich Konzentrate der beiden Hauptwirkstoffe THC (Tetrahydrocannabinol) und CBD (Cannabidiol) einzeln und kombiniert.

Dies ist ganz bewusst eine Anleitung für Menschen, die frei und selbstbewusst genug sind, sich selbst in die Materie einzuarbeiten. Warnung: **Cannabismedizin ist nichts für Feiglinge und satte Konsumierende. Sie befriedigt den Wunsch nach schnellen Lösungen, nach »Instant«-Medizin, definitiv nicht.** Für chronifizierte Leiden gibt es »das« Medikament so gut wie nie! **Suchenden Menschen hingegen ermöglicht Cannabis, als Medikament kompetent eingesetzt, eine beachtliche Unabhängigkeit von der etablierten Medizin,** die immer mehr zu einem Technologiemonster verkommt. Natürlich hat sie eine präzise Diagnostik zu bieten und etliche unersetzliche therapeutische

[1] TCM: Traditionelle Chinesische Medizin

Fortschritte in der minimal-invasiven Chirurgie und in der Prävention von Darmkrebs beispielsweise, aber zu welchem Preis? Als Patient bekommt man im Regelfall weniger Aufmerksamkeit als die Monitore der EDV und die benutzten Geräte.

Das Cannabis-Angebot der deutschen Apotheken besteht mittlerweile weit überwiegend aus Blüten mit einem THC-Gehalt von über 20 %. Davon benötigt der Arzt, sofern er überhaupt bereit ist, mit Cannabis zu arbeiten, nur einen Bruchteil. Im Grunde ist das Angebot an hochkonzentrierten Blüten ein Angebot für den Genussmittelmarkt. Das Sortiment mancher Apotheken mit einer Lizenz für den Cannabisverkauf kann sich durchaus mit demjenigen großer niederländischer Coffeeshops messen. Wenn man unbedingt in der Apotheke kaufen möchte, braucht es einen Arzt, der sich nicht scheut, einem Gesunden ein BTM-Rezept [Betäubungsmittelrezept] über die gewünschte Blüte auszustellen. Dann braucht es noch einen Apotheker oder seine Assistentin als Cannabisblüten-Spezialhändler für gutbetuchte Konsumenten, die dem verordnenden Arzt eine Krankheit aus der langen Indikationsliste für Cannabinoide als Begründung für ihre Konsumwünsche genannt haben. Es handelt sich meistens um Gefälligkeitsrezepte. Der Apotheker hält zu jeder Geschäftszeit ein Überangebot von Cannabisblüten bereit, die den Anforderungen der Cannabis-Agentur entsprechen. Diese beschäftigen sich mit Hygiene und Sicherheitsanforderungen der Produktionsstätte, Sortenkonstanz und Umgang mit Schädlingen und Schimmelpilzen. **Spezielle medizinische Cannabissorten gibt es nicht.**

Es gibt Erfahrungsberichte, welche die Vermutung nahelegen, dass einzelne Blütensorten bei bestimmten Krankheiten besonders gut wirken sollen. Im Kapitel »Jacob« findet sich ein Beispiel. Aber eine sachliche Diskussion ist bis heute schwer möglich. Als im Frühjahr 2017 Ärzten die Rezeptur von in Apotheken zugelassenen Blüten – nebst den schon rezeptierbaren Produkten wie Sativex und Dronabinol – per Gesetz ermöglicht wurde, änderte sich schlagartig auch das Vokabular: Es wurde nicht mehr gekifft oder »getörnt«, es wurde plötzlich »mediziniert«. Darin lag eine gewisse Selbstironie, was niemanden gestört hätte, aber auch eine beträchtliche Anmaßung.

Der Trick mit den Schmerzen

Wer sich, aus welchen Gründen auch immer, aus der Apotheke versorgen wollte, stellte sich selbst eine Diagnose aus den langen Indikationslisten für Cannabinoide und wählte natürlich nicht Multiple Sklerose oder Morbus Parkinson, sondern den chronischen neuropathischen Schmerz. Mit dieser selbst gestellten Diagnose war es einigermaßen leicht möglich, einen Arzt zu finden, der wenigstens ein BTM-Rezept auf die gewünschte Blüte ausstellte. Deutschlands Edelkiffer, darunter auch viele Rapper, hatten plötzlich »Rücken«. Die Intelligenteren brachten dem verordnenden Arzt zur Erstkonsultation ein Röntgen- oder ein MRT-Bild mit. Ein unauffällig oder leicht pathologischer Befund schließt bekanntlich kein Schmerzsyndrom aus. Aber der Arzt konnte die Schmerzvorgeschichte des Patienten eher glauben (dachte der Patient), wenn er bereits radiologisch untersucht worden war und nutzten so den Tatbestand, dass Cannabis bei chronischen neuropathischen Schmerzen evidenzbasiert wirksam ist (siehe Seite 67; es konnte in einer randomisierten, prospektiven Studie nachgewiesen werden, dass die Linderung neuropathischer Schmerzen mittels Cannabis signifikant auf den Einsatz von Cannabis zurückgeführt werden kann). Zur Ehrenrettung der Rap-Musiker muss erwähnt werden, dass in deren Reihen schon bald kritische Stimmen wie die von King Keil laut wurden, die für Eigenproduktion und Unabhängigkeit eintraten.

Kontrollmacht der Krankenkassen

Das Beratungsgespräch in der Apotheke unterscheidet sich inhaltlich nicht vom Verkaufsgespräch im Coffeeshop. Wie stark (THC), wie teuer? Hilft es bei Schmerzen, kann man/frau danach besser schlafen? Ausgetauscht werden Erfahrungswerte, Gerüchte, Wunschdenken einerseits und Kompetenz, Überzeugung und Engagement andererseits. Nur: Der holländische Coffeeshop-Betreiber verkauft bisher illegal, der deutsche Apotheker nicht. Der verkauft die von der Cannabis-Agentur abgesegneten Sorten natürlich legal. Er oder ein großer Teil seiner Kollegen haben aber, vermutlich im Gegensatz zum holländischen Nachbarn, noch vor wenigen Jahren am örtlichen CDU-Stammtisch gegen Kiffer und grün-linke Legalisierungs-Befürworter gewettert. Wie war das noch mit dem Saulus, der zum Paulus wurde? Meines Wissens geschah dies nicht des Geldes wegen. Oder der Apotheker nahm am SPD-Stammtisch teil. Dort wartete man einfach ab, welche Haltung am besten geeignet war, um an der Macht zu bleiben. Erst gegen Cannabis, dann dafür, als sich eine neue Koalition anbot. Hauptsache Macht.

Natürlich wird es in der nahen Zukunft cannabinoidbasierte Medikamente mit einer eng definierten Stoßrichtung, also einem speziellen Anwendungsgebiet, geben. Es gibt jetzt schon Blütensorten (Hybride) wie Trainwreck oder LA Confidential, die bei Migräne und migränoiden Kopfschmerzen besser helfen sollen als andere. Dabei handelt es sich um Erfahrungswerte. Evidenzbasierte Empfehlungen stehen aus. Ich selbst komme therapeutisch mit wenigen etwa 20 %-igen Blüten aus: zur Hälfte mit Indica und zur anderen mit Sativa oder mit indica- bzw. sativalastigen Hybriden. Ferner benötige ich größere Mengen an CBD-Isolat 99,9 % zur Mono- oder Kombitherapie. Außerdem: 0,25–0,5 %-ige THC-Tropfen hauptsächlich für die Schmerz- und Tumortherapie.

Über kurz oder lang wird Cannabis juristisch nicht mehr den Betäubungsmitteln zugeordnet werden. Es war nie eines; das wird bei der Lektüre dieses Buches klar werden. Seit Anfang 2017 ist Kranken der Anbau in Deutschland praktisch gestattet. Es gibt mehrere Urteile höherer Gerichte, hauptsächlich in NRW, die dies ausdrücklich ermöglichen. Zum selben Zeitpunkt (März 2017) wurde Ärzten die Verordnung von Cannabis auf BTM-Rezept gestattet. Diese Gleichzeitigkeit könnte den Verdacht aufkommen lassen, dass auf diese Weise den Urteilen höherer Gerichte der Wind aus den Segeln genommen werden sollte: Die Kranken bleiben so im Bereich der etablierten Medizin und damit sicht- und kontrollierbar – hauptsächlich über die Krankenkassen und deren Hilfsorganisation MdK (Medizinischer Dienst der Krankenkassen). Denn die Verordnung von Cannabis auf BTM-Rezept ist seit dem Frühjahr 2017 zwar möglich, aber antragspflichtig. Die Patienten müssen bis heute einen vom Kassenarzt ausgefüllten, langen Fragebogen vorlegen, der in den letzten Jahren meistens leer blieb, weil den Vertragsärzten das notwendige Wissen fehlt. Es gibt bis heute keine verbindlichen Fortbildungsveranstaltungen der Ärztekammern. Kein Wunder nach jahrzehntelanger Prohibition, Diskriminierung der Konsumenten und Ideologisierung des Themas.

Ich bevorzuge als therapeutische Maßnahme, vor allem bei chronischen und akuten Schmerzen, die Kombination TTM mit Cannabis. Seit 2017 kombinieren meine Frau und ich Traditionelle Thaimassage obligatorisch mit CBD-Öl. Alle Patienten (mit einer Ausnahme) wünschten sich die Folgemassage ebenfalls mit CBD-Öl. Dass Cannabis bei neuropathischen Schmerzen evidenzbasiert[2] und mit wenig bis keinen Nebeneffekten wirksam ist, wissen heute viele. In Kombination mit CBD-Öl ist eine etwa zweistündige traditionelle Thaimassage die mit Abstand effektivste Physiotherapie, die mir bekannt ist.

Welcher Arzt macht noch Hausbesuche?

In Deutschland fehlen, Stand Jahreswechsel 2022/23, mehr als 4000 Allgemeinärzte, hauptsächlich in ländlichen Gebieten und sozialen Brennpunkten. Hinzu kommt die wachsende Spezialisierung der Medizin. Die meisten Medizinstudenten entscheiden sich frühzeitig für eine Facharztausbildung und kümmern sich rechtzeitig um den ökonomischen Aspekt ihrer geplanten Niederlassung. Radiologen und Orthopäden beispielsweise müssen bei der Niederlassung hoch investieren, gehören dann aber zu den Spitzenverdienern. Allgemeinmedizin ist inzwischen auch eine Spezialdis-

---

[2] evidenzbasiert: eine nachgewiesene Wirksamkeit liegt vor,

ziplin. Die Fachärzte für Allgemeinmedizin überweisen zum anderen Facharzt. »Hausärztliche Versorgung« steht wiederum auch auf den Schildern mancher Internisten.

Aber wer macht noch Hausbesuche? Es sind nicht wenige junge AllgemeinmedizinerInnen, die in der langfristigen Versorgung ihrer Patienten eine Lebensaufgabe sehen und im beruflichen Alltag tapfer ihr Ideal aufrechterhalten, allen Widrigkeiten zum Trotz. Alles muss dokumentiert werden und ständig muss man das Budget der Krankenkassen im Blick behalten. Es gilt die Fortbildungspflicht. Die Teilnahme an Veranstaltungen der Ärztekammern und kassenärztlichen Vereinigungen muss bescheinigt werden. Es werden Punkte gesammelt und gezählt, damit der Arzt beispielsweise »psychosomatische Grundversorgung« abrechnen kann – Übersetzung aus der Ärztesprache: Allein um ein paar längere und »tiefere« Gespräche mit den Patienten abrechnen zu können, muss der Arzt Vorgaben einhalten; er hängt am Tropf der Krankenkassen, er muss brav sein. Durch seine mehrjährige Assistenzzeit im Krankenhaus ist er an die klassische Hierarchie gewöhnt, obwohl gern von flachen Hierarchien gesprochen wird. Kritik an Chef- und/oder Oberarzt kann bei der Einteilung der therapeutischen oder diagnostischen Eingriffe in der Klinik (z.B. Dickdarmspiegelung) dazu führen, nicht berücksichtigt zu werden. Die auszubildende Ärztin muss aber eine definierte Anzahl definierter Eingriffe vorweisen, um die Facharztprüfung ablegen zu können.

Chefarztwitz: Der junge Arzt öffnet die Tür des Patientenzimmers von innen, hat ein Tablett mit Stauschlauch und Röhrchen für die Blutproben in der Hand und trifft mit der Türklinke den gerade im Flur vorbeieilenden Chefarzt am Arm. Erschreckt entfährt ihm: »Oh Gott!«. Der Chef stoppt kurz (und mit ihm auch Oberarzt, Stationsarzt, Stationsschwester und zehn Studenten) und sagt: »Guten Morgen, Herr Chefarzt!«, hätte auch gereicht.

Etablierte Medizin, Alternativmedizin und Selbsthilfe

Bis zum Sommersemester 70 gab es in Deutschland keine zentrale Zulassungsstelle für das Medizinstudium. Jeder Abiturient konnte sich an jede medizinische Fakultät wenden. Ich wurde im Wintersemester 69/70 in Kiel zugelassen. Der dafür zuständige Anatomieprofessor war Alkmar von Kügelgen, der mich später im Physikum in Anatomie geprüft hat. Er vertrat die Auffassung, dass künftige Ärzte empathisch und imstande sein sollten, zuzuhören und zu improvisieren. Auch in Extremsituationen sollte der Arzt das Gesicht wahren und dem Patienten Sicherheit geben können. – Frauen lehnte er in der Mehrheit der Fälle wegen möglicher Schwangerschaft ab. Das Medizinstudium koste den Steuerzahler sehr viel Geld, und ein längerer Ausfall im Beruf sei nicht zu rechtfertigen.

Kurz: Nach dem Wintersemester 69/70 gab es die zentrale Zulassungsstelle und die Einser-Abiturienten bekamen die Studienplätze. Menschen wie ich mussten jetzt lange warten. Wusstest du schon, dass Ferdinand Sauerbruch, der große deutsche Chirurg, beinahe nicht zum Medizinstudium zugelassen worden wäre? Er musste das Graecum nachweisen, einen Abschluss in Griechisch, der damals gefordert wurde wie später das Latinum. In seiner Autobiografie *Auf des Messers Schneide* beschreibt er, wie er »improvisierte«, um das Graecum zu bekommen. (Die Tochter seines Prüfers spielte dabei eine Rolle.)

Ich will mich keineswegs mit Sauerbruch vergleichen, aber ich musste ebenfalls alle Register ziehen, um nach dem neusprachlichen Gymnasium das Mathematik-Abitur mit »ausreichend« abzulegen. Ich beherrschte die Grundrechenarten und den Dreisatz, hatte aber von höherer Mathematik nicht den Hauch einer Ahnung. Ich musste soweit gehen, mich am Tag der schriftlichen Prüfung an den Nasennebenhöhlen operieren zu lassen und diesen Eingriff als alternativlos und dringend zu deklarieren. Da ich wenige Monate vorher eine schwere Meningitis überlebt hatte, als deren Herd meine chronische Nasennebenhöhlenentzündung vermutet worden war, war der Mathematiklehrer chancenlos. Ich bekam die »Vier« und konnte zwei Jahre später das Abitur ablegen. Der Mathelehrer hat mich nie wieder gegrüßt.

Ursprünglich hatte ich Journalist oder Schauspieler werden wollen. Ich spielte außerdem nach der Schule in einer Rockband. Mein Vater war herzkrank, starb 1968 nach mehreren Infarkten. Die Hilflosigkeit an seinem Krankenbett brachte mich endgültig zum Entschluss, Medizin studieren zu wollen. Schon als Kleinkind hatte ich ernste Erkrankungen durchgemacht und lebte ständig in der Angst vor den Ärzten, zu denen mich meine Mutter schleppte. Als ich mich später der Psychoanalyse zuwandte, fand ich mich in der Beschreibung der »Identifikation mit dem Aggressor« wieder, einem Abwehrmechanismus (gegen existentielle Angst) bei frühen psychischen Entwicklungsstörungen. Vor dem Einschlafen betrat ich regelmäßig in der Fantasie Operationssäle, öffnete Bauchhöhlen und führte Visiten an, wie im Ärztewitz oben.

Ich will die heutigen Mediziner mit ihren erstklassigen Abiturzeugnissen nicht abwerten. Doch die infolge der Digitalisierung globalisierte Medizin wird von diesen Vertretern der Leistungsgesellschaft vorangetrieben. Technologisch sind die Fortschritte unbestritten atemberaubend. Als Beispiele nenne ich die bildgebenden Verfahren, die minimalinvasive Chirurgie und teilweise den operativen Gelenkersatz. Wo aber ist die Heilkunst geblieben? Heilkunst als das Zusammenspiel von Wissen, Einfühlungsvermögen, Mut und Kreativität. Therapie heißt übersetzt Dienen, Pflegen,

Heilen. Therapeutik kann mit Heilkunst übersetzt werden. Ich bin im Laufe meines Lebens zu der Überzeugung gekommen, dass es unverzichtbar ist, Schamanen über die Schulter zu schauen und sich zum Beispiel mit Traditioneller Chinesischer Medizin (TCM), Traditioneller Thaimassage (TTM), mit Heilpflanzenkunde und Diätetik zu beschäftigen. Wir laufen sonst Gefahr, auf der Stelle stehen zu bleiben und selbstzufrieden zu werden. Auch dürfen wir das Feld nicht den Halbwissenden überlassen. In der derzeit laufenden populistischen Protest- und Abwertungskampagne gegen Eliten heißt es gerne: »Die da oben« sind an allem schuld. Wie viel der Mensch wissen muss, um zu wissen, wie wenig er weiß: Das wäre die Geisteshaltung, die Abhilfe schaffen kann. Früher hieß sie Demut.

Das System kollabiert bereits. Wir legen Batterien, haltbare Lebensmittel, Wasser, Campingkocher etc. bereit, um für längere Stromausfälle gewappnet zu sein. Die Ambulanzen der Krankenhäuser sind heute schon überfüllt. Hast du schon einmal stundenlang auf einer Liege in einer Rettungsstelle darauf gewartet, behandelt zu werden? Oder versuche einmal, als gesetzlich Krankenversicherte einen Termin beim Facharzt zu bekommen! Die kassenärztlichen Vereinigungen haben spezielle Vermittlungsstellen eingerichtet. Als Privatversicherte bekommst du den Termin innerhalb weniger Tage, oft sogar gleichentags.

Lauterbachs Plan, tausend Gesundheitskioske in ärztlich schlecht versorgten Gebieten zu errichten und Cannabis-Clubs zu fördern, zielt in die richtige Richtung: Hilfe durch Selbsthilfe und Vernetzung. Volkskrankheiten wie Hypertonie, Diabetes, Adipositas usw. können hier ebenso behandelt werden wie die zunehmenden depressiven und psychosomatischen Störungen. Der Gesetzgeber wird die Beteiligung eines Arztes oder einer medizinischen Fachkraft fordern. Er sollte aber auch einen flexiblen Gestaltungsraum ermöglichen. Das Selbsthilfeprinzip bewährt sich zunehmend. Die Anonymen Alkoholiker würden sagen: »Hilf dir selbst, dann hilft dir Gott!« Ernährungsberatung, Yoga, basale Meditationstechniken usw. sollten im Angebot des Gesundheitskiosks auftauchen. Vor allem sehe ich hier aber die Möglichkeit, **Cannabismedizin für alle anzubieten. Erfahrene Anbauer und Patienten könnten hier ihr Wissen einbringen und so das Monopol der Apotheken brechen.** Die vielen bestehenden Cannabis Social Clubs (CSC) hätten hier die Möglichkeit, ihre Ressourcen an den Mann und die Frau zu bringen – zum Wohle aller Beteiligten.

Ein praktisches Beispiel: Ein junger Mann entwickelt innerhalb weniger Tage starke Gelenkschmerzen in den Fingern, im Handgelenk, Knie und Sprunggelenk. Allgemeines Krankheitsgefühl, erhöhte Temperatur am

Abend. Der Hausarzt ist nach 17 Uhr nicht mehr erreichbar. In der Ambulanz des nächstgelegenen Krankenhauses werden ihm ein paar Tabletten Diclofenac mitgegeben mit der Anweisung, den Hausarzt aufzusuchen. Es ist Freitag. Mittlerweile 22.30 Uhr. Die Wartezeit in der Ambulanz betrug vier Stunden. Am Montag wird er beim Hausarzt zur Blutabnahme am Donnerstag einbestellt. Die Laboruntersuchung erbringt keinen Hinweis auf ein akutes rheumatisches Fieber. Dies erfährt der Patient am folgenden Montag bei der telefonischen Besprechung. Die Gelenkschmerzen hat er immer noch. Das Diclofenac lindert die Gelenkbeschwerden etwas, beschert dem jungen Mann aber schnell eine Magenschleimhautreizung: Er stößt sauer auf und hat keinen Appetit mehr.

Im Gesundheitskiosk oder -laden hätten wir ihm von Anfang an eine hohe Dosis CBD gegeben, ihm für mindestens 14 Tage eine vegetarische Ernährung empfohlen und ihm bei der praktischen Umsetzung geholfen (es ist sehr einfach, die Nahrungsfette (Rapsöl z.B.) mit 99,9 %-igen CBD-Kristallen anzureichern).

Die etablierte Medizin betont die Notwendigkeit prospektiver *randomisierter Doppelblind-Studien*[3]: möglichst große Patientengruppen mit vergleichbarer Symptomatik. Beispielsweise würde Gruppe 1 mit Placebo behandelt, Gruppe 2 mit Cannabis, Gruppe 3 mit Diclofenac in niedriger Dosierung. Die das Medikament verabreichende Person (Arzt/Familienangehöriger/Krankenpflegerin) darf bei diesem Verfahren nicht wissen, ob sie Placebo oder Wirkstoff gibt. Bei statistisch signifikanter Überlegenheit von Cannabis müsste man die Studie aus ethischen Gründen abbrechen und die Patienten der Placebo- und Diclofenac-Gruppe müssten mit Cannabis behandelt werden. Je größer die Gruppen sind, desto aussagekräftiger wird die Studie sein. Der organisatorische Aufwand für eine solche Studie ist jedoch hoch.

Die Pharmaindustrie sponsert derartige Studien, wenn ein relevanter Gewinn zu erwarten ist. Ich kann mir mühelos vorstellen, dass die Industrie irgendeine CBD-/THC-/Terpen-Kombination in Tropfen- oder Kapselform als Spezifikum gegen Gelenk- und Muskelschmerzen entwickelt, in einer Studie (nach 1–2 Jahren) eine statistisch signifikante Wirksamkeit nachweist und die Zulassung dafür bekommt. Das Medikament wird dann für astronomische Startpreise auf den Markt gebracht. Glaubt mir, ich sauge mir das nicht aus den Fingern!

---

[3] Die prospektive, randomisierte Studie ermöglicht eine genaue Abgrenzung zufälliger Behandlungserfolge von sicher zu erwartenden Ergebnissen. Mit Methoden der Wahrscheinlichkeitsrechnung kann die Signifikanz der Ergebnisse berechnet werden: Sind sie zufällig erzielt worden oder liegt es am Medikament (oder der untersuchten Methode)? Ist Letzteres der Fall, gilt der Behandlungserfolg als evidenzbasiert.

In Thailand findet die Basisversorgung der ländlichen Bevölkerung seit jeher in kleinen staatlichen oder buddhistischen Kliniken für traditionelle Medizin statt. Die meisten Kranken sind arm und zahlen nur einen kleinen Unkostenbeitrag. Es wird weitgehend eine individuelle Kombination aus TTM und traditioneller Kräutermedizin angeboten. Ich habe mich im Frühjahr 2023 in mehreren Kliniken überzeugt: Seit der Buddhismus 2018 Cannabis nicht mehr als »Droge« einstuft, sondern es als Heilmittel empfiehlt, nimmt es in der Kräutermedizin eine zentrale Position ein und wird den meisten etablierten Kräutermischungen quasi als »Verstärker« zugefügt. Die Ärzte und Masseure arbeiten mit einem CBD-/THC-Quotienten, der den meisten Patienten bekannt ist. THC wird bei schweren Erkrankungen ebenso hoch dosiert wie CBD. Das Medikament wird für jeden Patienten eigens hergestellt und ihm nach Möglichkeit sofort mitgegeben. Meistens Kapseln. Die Ergebnisse sind hervorragend.

»Meine« Cannabismedizin funktioniert ähnlich. Den Umstand, dass TTM hierzulande nicht von den Versicherungen akzeptiert wird und dass wir eine vergleichsweise kümmerliche Pflanzenheilkunde anzubieten haben, versuche ich durch Optimierung der TTM mit CBD-Öl und durch gezieltes Einsetzen psychotherapeutischer Basistechniken zu kompensieren. In den Fallbeschreibungen findest du Beispiele.

Ich habe seit 2010 den Eigenanbau selbst empfohlen bekommen, ihn ab 2015/16 weiterempfohlen und die Einbindung der Patienten in Cannabis Social Clubs bzw. die Neugründungen solcher Clubs zu fördern versucht. Unmittelbar nach der Gesetzesänderung im März 2017, gemäß der Cannabis als Medikament auf BTM-Rezept verordnet werden kann, gab es die Produkte von insgesamt vier Firmen in den Apotheken, darunter zwei, die Blüten anboten. Inzwischen gibt es eine riesige Anzahl von Blüten von diversen Produzenten in spezialisierten Apotheken. Es ist nicht der Regelfall, aber es kommt dabei immer wieder vor, dass der Kunde die professionell versiegelte Dose öffnet und ihm ein leichter Schimmelgeruch in die Nase steigt. Es muss schnell gehen in der Massenproduktion, es geht um Profit und Präsenz auf den Märkten. Zum Fermentieren bleibt nach der Schnelltrocknung oft keine Zeit.

Die Sicherheit des Patienten wird also keineswegs durch die Cannabis-Agentur und die Pharmaindustrie gewährleistet. Auch wenn die Industrie Tilray heißt und der Ex-Außenminister im (breiten) Vorstandssessel sitzt. Sicherheit gewinnt der Patient, indem er die Sache selbst in die Hand nimmt. Das macht Freude, stärkt sein Lebensgefühl und sein Selbstvertrauen und **stellt ihm eine der ältesten Heilpflanzen zu niedrigen Preisen zur Verfügung.** Die gehört nämlich niemandem und der Pharmaindustrie schon gar nicht! Diese arbeitet bereits an den Produktlinien der Zukunft: THC-Nasensprays und eine Riesenpalette von Kapseln und Tropfen mit THC- oder CBD-Dominanz und »Balanced«-Produkten (THC und CBD in etwa gleichen Konzentrationen). **Mit jedem einzelnen Schritt in Richtung Autonomie arbeitest du für deine Gesundheit. Kauf dir ein modernes, preisgünstiges Grow-Zelt! Organisiere einen Großeinkauf! Tritt einem CSC bei und lerne, Cannabis zu züchten!** Die Qualität der Massenproduktionen erreichst du schnell, und du ärgerst dich nicht mehr über die Fehlentwicklung, die sich in deutschen Apotheken und Arztpraxen schon lange abzeichnet. Wenn du dich weniger ärgerst, schüttest du weniger Adrenalin und Cortisol aus. Damit sinkt dein Risiko, einen Herzinfarkt oder einen Schlaganfall durchmachen zu müssen, eklatant. So einfach ist das!

Die in den Fallbesprechungen (Kapitel 2 bis 8) dargestellten Patienten habe ich, soweit es mir möglich war, unkenntlich gemacht. Namen und biografische Details habe ich geändert, damit keine Rückschlüsse auf die wahre Identität der Patienten möglich sind. Die Krankheiten, die diese Menschen zum Cannabisarzt geführt haben, halte ich für typisch. Auf Beispiele von MS-, Parkinson- und Tourette-Patienten habe ich verzichtet, weil diese zumeist von der etablierten Neurologie kompetent mit Cannabis versorgt werden und dieser Sachverhalt in der Bevölkerung recht gut bekannt ist.

Kapitel 2

Birgit
Echte Migräne

Sie ist gelaufen. Zwar nicht von Pontius zu Pilatus, aber doch von einem Internisten zum nächsten, dann zum Neurologen, dann zu einem weiteren und schließlich zu einer Koryphäe, zu einem sehr namhaften Neurologen in einer deutschen Universitätsstadt. Er hatte die neurologische Universitätsklinik lange geleitet und galt als internationaler Experte für Kopfschmerz jeder Art, im Besonderen für die echte Migräne (dabei werden heute neun Untergruppen unterschieden).

Birgit lief nicht mehr. Sie glaubte für eine Weile, am Ziel zu sein, nicht mehr suchen zu müssen. Sie war erschöpft. Nach diversen Behandlungsversuchen hatte sie die Hoffnung, dass das Leiden aufhören würde, fast aufgegeben. Jetzt investierte sie den verbliebenen Hoffnungsrest vollständig in Professor N. Er hatte Artikel in Fachzeitschriften veröffentlicht und Bücher geschrieben, hauptsächlich über die echte Migräne. Wenn er nicht helfen konnte, wer dann?

Er gab ihr neue Medikamente, verordnete Verhaltenstherapie. Sie schrieb ein Migränetagebuch, vermied bestimmte Lebensmittel wie Käse und Rotwein, begann zu joggen und Yogaübungen zu erlernen. Sie erhielt Physiotherapie, vor allem Massagen der Nacken- und Schultergürtelmuskulatur.

Aber nichts half. Die Anfälle wurden nicht stärker, aber etwas häufiger. Als sie gebeten wurde, die Schmerzintensität auf einer Skala von 1 bis 10 zu beziffern, kamen ihr die Tränen. Sie hatte spontan 11 gesagt, weil sie an die Spitze des Anfalls gedacht hatte, die sogenannte Klimax.

Birgits Beschwerdebild war typisch und wäre für ein Lehrbuch geeignet gewesen. Die Anfälle kündigen sich mit einer sogenannten Aura an, einer komplexen Wahrnehmungsveränderung: Die Dinge in ihrem Gesichtsfeld sind von einer Art schwachem Strahlen umgeben. Die Umgebung erscheint fremd, unwirklich, und der Schmerz lässt jetzt nicht mehr lange auf sich warten. Er beginnt dumpf grollend in den Schläfen und im Nacken, breitet sich dann auf die gesamte linke Schädelhälfte aus und steigert sich zu einem stechenden Schmerzstakkato. Jeder Lichtstrahl schmerzt. Sie ist jetzt zu nichts anderem imstande, als im abgedunkelten Zimmer still zu liegen.

Erst in der Klimax kann sie sich heftig und krampfartig übergeben und der Anfall klingt langsam ab. An Arbeiten ist für mindestens einen Tag, oft für zwei, nicht zu denken.

Die Diagnostik war vollständig, einschließlich moderner bildgebender Verfahren wie CTG und MRT. Es stand fest: Birgit litt unter der echten Migräne, gut abgrenzbar gegen diverse andere Kopfschmerzformen wie Spannungs- und Cluster-Kopfschmerz. Birgit ist eine gebildete, junge Frau. Sie wuchs behütet in bürgerlichem Milieu auf, hat BWL studiert und betreibt derzeit eine Boutique in Österreich. In ihrem Freundeskreis ist Rotwein das Mittel der Wahl, um abends »abzuschalten«. Kiffer gelten dort als wenig belastbar, wankelmütig und träge. Dennoch kam aus dem Freundeskreis der Vorschlag, doch wenigstens einen Versuch mit Cannabis zu unternehmen. Zu diesem Zeitpunkt war sie bereits beim Professor in Behandlung und bot – bei näherer Betrachtung – das Bild eines braven Mädchens, das es dem Vater recht machen wollte, um gelobt und geliebt zu werden. Natürlich hielt sie seine Vorgaben ein, inklusive Rotwein-Abstinenz und der Einnahme des neuen Medikamentss, eines Triptans.

Cannabis vs. konventionelle Pharmaka

Triptane kamen in den späten 80ern als revolutionäre Neuentwicklung in der Migränebehandlung auf den Markt. Es war genügend Geld in die Forschung und klinische Erprobung geflossen, weil sich die Firmen einen hohen Profit versprachen. Bei Volkskrankheiten wird gern investiert. Bei seltenen Krankheiten bleibt die Kasse geschlossen: kein relevanter Profit zu erwarten.

Chemisch sind Triptane Abkömmlinge des Serotonins und sollen möglichst frühzeitig eingenommen werden, um die volle Ausbildung des Anfalls zu kupieren. Es gibt inzwischen mehr als sieben gebräuchliche Triptane. Birgit bekam vom Professor das neueste, das gerade auf den Markt gekommen war: Eine Tablette pro Tag und eine zusätzlich, wenn die Aura gerade bemerkt wird. Die Nebenwirkungen waren beträchtlich: bei Birgit ein Engegefühl im oberen Brustkorb, Schwindel und ein unangenehmes Kribbeln in den Händen, manchmal im ganzen Körper. Aber gegen den Schmerz halfen sie, wenn überhaupt, nur geringfügig. Novaminsulfon (Metamizol) hatte ihr zumindest eine gewisse Linderung verschafft. Ergotaminhaltige Mittel hatte sie ausprobiert und sofort die Finger davon gelassen: Sie hatten bei ihr den Schmerz verstärkt und vor allem die Übelkeit. Ergotamine kommen im Mutterkorn vor, einem heimischen Pilz, der parasitär auf Getreide wächst und schlimme Vergiftungen auslösen kann. Aus Ergotamin wird auch LSD hergestellt.

Birgit lief weiter. Die Enttäuschung, vom Professor nicht geheilt worden zu sein, ließ sie nicht resignieren. Die folgende Station auf ihrem Weg war eine chinesische Ärztin, die TCM, vor allem Akupunktur, einsetzte.

Mäßiger Erfolg. Auf der Schmerzskala lag Birgit jetzt, bezogen auf einen vollständigen Anfall, zwischen 6 und 9. Von einer Linderung konnte gesprochen werden, von mehr nicht, und dies war sicher nicht ausreichend, um eine Migräneattacke akzeptieren zu können. Der Vorschlag aus dem Freundeskreis, einen Versuch mit Cannabis zu unternehmen, führte sie zu mir: eine elegante dunkelhaarige Frau, Mitte dreißig, auf den ersten Blick gesund. Gut durchblutet, normalgewichtig, fließende Bewegungen, freundlich zugewandt. Sie war über die Angebotslage deutscher Apotheken gut informiert. Das Angebot war zu dieser Zeit überschaubar. Ich schlug Birgit vor, einen Behandlungsversuch mit traditioneller Thaimassage und Cannabis zu machen, Schritt für Schritt, geduldig. Alternativ schwebte ihr eine stationäre Behandlung in Kiel vor, schon damals ein Zentrum der Migräneforschung und -behandlung in Deutschland.

Die Alternative hat sie nicht benötigt. Sie berichtete mir anfangs selten, dann eine Weile regelmäßig und häufig, über ihren Weg. Sie könne sich selbst nicht verstehen und es sich auch nicht verzeihen, nicht schon früher Cannabis gegen ihre Migräne eingesetzt zu haben. Sie hatte mit CBD-Granulat 99 % angefangen, anfangs 250 Milligramm täglich ihren Nahrungsfetten zugefügt, dann 500 Milligramm, dann 1 bis 2 Gramm. Auch hatte sie zweimal eine Stunde TTM mit CBD-Öl bekommen. Sie wartete aber ständig auf die nächste Migräneattacke, bis diese tatsächlich kam. Nicht in alter Stärke, aber quälend genug. Dies sei für sie das Signal gewesen, wie abgesprochen, jetzt zusätzlich THC anzuwenden. **Sie kaufte sich einen mobilen Vaporizer und begann, abends erst ein Viertel, dann ein halbes Gramm Cannabisblüten mit etwa 20 % THC zu inhalieren.** Wieder habe sie auf den nächsten Anfall gewartet, der sie allerdings erst nach etwa drei Wochen heimsuchte. Sie hatte vorher durchschnittlich zwei Anfälle pro Woche. Dieser jetzt entwickelte sich wie gewohnt, sie nahm aber die Symptome grundlegend anders wahr: Sie konnte sie distanziert betrachten und war auch in der Lage, den dritten Teil unserer Abmachung einzuhalten: Dosissteigerung beim THC zu Beginn des Anfalls. Sie habe zweimal 250 Milligramm innerhalb einer Stunde inhaliert und den Anfall stark abkürzen und abschwächen können. Schmerzskala: 3, maximal 5. Kein Erbrechen, kaum Lichtempfindlichkeit. Beim nächsten Anfall sei sie ähnlich verfahren. Inzwischen habe sie nicht mehr als zwei Anfälle im Monat, die erträglich seien und sie nicht mehr ans Bett im abgedunkelten Zimmer fesseln. Sie gönne sich die freie Entscheidung, ob sie weiterarbeite oder nicht. Das habe sie nicht für möglich gehalten.

Etwa ein halbes Jahr nach dem Beginn dieser kombinierten Behandlung mit TTM und Cannabis entwickelte Birgit ein starkes Bedürfnis, ihre neue Erfahrung anderen mitzuteilen, also ihr Wissen weiterzugeben. Dabei ging sie ungewöhnlich weit, indem sie auf einem festlichen Empfang gegenüber bayerischen und österreichischen Regierungsmitgliedern ein Plädoyer für Cannabis als Medizin hielt. Dass sie sich damit im Sinne einer Phase manischer Nachwehen nach deprimierenden Behandlungserfahrungen selbst zu schaden drohte, kann ich nicht ausschließen. Wenn ja, kann es sich nur um eine zeitlich begrenzte maniforme Reaktion gehandelt haben. Mittlerweile bezeichnet sie sich als fast geheilte Migränikerin oder Migräne-Patientin. Sie vertreibt CBD-Produkte online, ist als Aktivistin für die Legalisierung von Cannabis unterwegs, baut ihr Medikament in Österreich selbst an und ist mit Leidensgenossen auf der Suche nach der idealen Blüte gegen Migräne. Die kalifornische Hybride Trainwreck wurde 2018 und 2019 unter Growern als ideale Sorte gehandelt. Wahrscheinlich war der Wunsch der Vater des Gedankens. Auch Birgits Krankengeschichte ist ein Beispiel dafür, dass Krankheiten komplexe Ursachen haben und ihre Behandlung ebenso mehrschichtig und individuell maßgeschneidert sein muss. Es wäre schön, aber es ist zu einfach gedacht: eine einzige Blüte für jede/n MigränepatientIn. Diese eine Blüte kann schon beim nächsten Patienten ganz anders wirken als gewünscht.

Da wir schon bei der Entwicklung von Heilmitteln bei Migräne sind: Es arbeitete schon einmal ein Forscher daran, ein Kopfschmerzmittel zu finden, welches das bestehende Angebot erweitern oder besser: ersetzen sollte. Er hieß Albert Hofmann und war im Auftrag der Firma Sandoz damit beschäftigt, aus dem oben erwähnten Ergotamin (im Mutterkornextrakt) ein optimales Kopfschmerzmittel zu entwickeln. Er fand das Lysergsäurediethylamid, kurz LSD, nahm beim Eigenversuch unbeabsichtigt eine etwa fünffache Überdosis und hatte auf dem Heimweg vom Labor eine starke psychedelische Erfahrung.

So hoch ist Birgit nicht geflogen. Entsprechend niedrig war auch ihre Fallhöhe. Am oben erwähnten Empfang habe, wie sie berichtet, auch der damalige österreichische Bundeskanzler teilgenommen. Ihm habe sie Cannabis und TTM als feste Kombination besonders ans Herz gelegt. Sie sei zwar nicht aus allen Wolken gefallen, aber doch sehr enttäuscht gewesen, als sie sein Interesse als vorgetäuscht erkennen musste: Weder rief er sie an, noch war die Telefonnummer korrekt, die er ihr hinterlassen hatte.

Grundsätzlich ist der Impuls, mit einer neuen, bereichernden Erfahrung nicht allein bleiben zu wollen, sie also mit anderen zu teilen, eine schöne Eigenschaft des Menschen. Sie dient in ihrem Kern der Erhaltung der Art. Das Wissen soll nicht verloren gehen, es soll der Art oder der Gruppe erhalten bleiben. Es ist auch ein Ausdruck der Zuneigung und des Vertrauens.

Ich baue meine Art, mit Cannabis Medizin zu betreiben, auf diesem Impuls und der freundschaftlichen Verbundenheit auf, die Konsumenten und Patienten oft zueinander entwickeln, wenn sie sich aus ihren Schlupfwinkeln trauen und sich öffnen können – in Cannabis Socials Clubs, in Selbsthilfegruppen, auf Messen und anderen Veranstaltungen.

Wir sollten nicht warten, bis die profitorientierten Vertreter der Industrie in lukrative Forschungsprojekte zu investieren gedenken. Diese werden sich Krankheiten und Störungen widmen, die zahlreich sind und bei denen die vorhandenen Behandlungsstrategien nicht überzeugen. Der zu erwartende Profit muss hoch sein, sonst lohnen sich Investitionen nicht. Am Ende des Forschungsprojektes steht so gut wie immer das eine, angeblich optimale Medikament, z.B. die eine, unschlagbare Blüte gegen Migräne. Deren Name wird dann mit modernem Marketing gnadenlos in die Gehirne gepusht. Not und Hilflosigkeit werden ausgenutzt, alles unter dem Deckmantel der Forschung, mit der auch die abnorm hohen Preise bei Einführung neuer Medikamente begründet werden.

Pharmamanager und Freigeister

Um es einmal ganz klar auszusprechen in Richtung der Pharmamanager und Gesundheitspolitiker: Die Pflanze gehört euch nicht! Ihr habt sie und uns jahrzehntelang diskriminiert und kiffende Menschen als Versager abgestempelt. Jetzt klaut ihr alles, was freie und kreative Köpfe in dieser Zeit entwickelt haben – bis hin zur modernen Indoorproduktion mit LED und Hydrokulturen, die vollständig mit Solarstrom betrieben werden. Die feminisierten Hybriden, die Einkreuzung natürlicher Arten (*Cannabis ruderalis*) für die »Automatic«-Outdoorproduktion, die moderne Extraktion der einzelnen Cannabinoide aus guten Ernten usw. – das alles eignet ihr euch an. Das alles ist in der Illegalität entstanden.

Ödön von Horváth hat über den ewigen Spießer geschrieben: »Der Spießer ist bekanntlich ein hypochondrischer Egoist, und so trachtet er danach, sich überall feige anzupassen und jede neue Formulierung der Idee zu verfälschen, indem er sie sich aneignet.« Ihm ging es um den Spießer. Aktuell können wir besser vom (klein-)bürgerlichen Denken sprechen. Entwickeln wir doch alle einmal die Fantasie, wie die Zusammenarbeit holländischer und kalifornischer Züchter und den späten 70ern und frühen 80ern ausgesehen haben mag, als ihnen der Geniestreich gelang, die Sinsemilla zu kreieren! Sinsemilla, die samenlose Cannabispflanze, als Klon einer guten Mutter und Basis aller modernen Cannabisprodukte. Kreative Freigeister haben das fertiggebracht. Weit entfernt von lähmender und furchtsamer Bürgerlichkeit.

Im Vergleich dazu benötigen wir keine besondere Fantasie, um uns die modernen Manager mit ihren weißen Kitteln und Schutzhelmen vorzustellen, wie sie durch die nicht sterilen Flure ihrer Produktionsstätten schreiten, während im sterilen Trakt die modernen Arbeitssklaven, vollständig in sterile Schutzkleidung gehüllt, sich die Sehnenscheiden entzünden beim Schneiden und Trimmen der Blüten. Das imponiert dem braven Bürger. Alles hat vermeintlich seine Ordnung. – Ich unterhalte mich gerne mit Anbauern, und über kurz oder lang kommt das Gespräch dann meist auf das Thema: Wie gehst du mit deinen Pflanzen um? Die meisten sprechen mit ihnen und bieten ihnen neben allen optimierten Wachstumsbedingungen auch Musik an.

Ich erinnere mich an eine Zucht, in der ich AK47 in der Blühphase tagsüber zur Hälfte mit den Beatles (Revolver, Weißes Album) beschallt habe und die andere Hälfte mit Mozart und Vivaldi. Meine AK47 bevorzugten ganz eindeutig die Beatles. Meistens bevorzugen Cannabispflanzen aber klassische Musik. Es sind Lebewesen! Ich beginne etwa vier Wochen vor der Ernte, ihnen mitzuteilen, dass ich sie bald töten muss. Ich verspreche ihnen, dass ich sie sorgfältig trocknen und fermentieren werde und ihr Leben sinnvoll war, weil sie bald kranken Menschen helfen und gesunden Freude bereiten werden. (An alle Ober- und Unterstaatsanwälte: Ich bin jetzt 73 und baue seit langer Zeit nicht mehr selbst an. Sobald ich aber aus dem Arbeitsleben aussteige, kaufe ich mir ein gutes Grow-Zelt. Ein wunderbares Hobby für alte Menschen!)

Auch in die moderne Massenproduktion kann ein anderer Geist einziehen. Sie kann beispielsweise mit moderner Fischzucht kombiniert werden, um Energie und Nährstoffe zu sparen. Der Farmer in Uganda oder Thailand, der 200 bis 600 Pflanzen züchtet, wird nicht jede einzelne kennen, aber er wird sie liebevoll oder mindestens respektvoll behandeln. Sie ermöglichen ihm unter Umständen eine bessere Schulbildung für seine Kinder. Cannabis und Opium sind Naturheilmittel: Die Opiumpfeife ist bei den Bergstämmen Thailands bis heute für schmerzgeplagte Greise ein Segen, und Cannabis nimmt Einzug in die Standardverfahren der alltäglichen Medizin. Die Natur gibt uns diese Hilfsmittel in die Hand; die natürliche Reaktion des Menschen sollte Dankbarkeit sein, wie ich finde. Birgit läuft auch nicht mehr von einem Experten zum anderen. Sie hat ihren Weg gefunden.

Kapitel 3

Jacob

Migränoider[4] Kopfschmerz, Trennungskind

Jacob hat zwei berühmte Eltern. Die Mutter ist berühmt, der Vater sehr berühmt. Jakob wuchs nach der Trennung der Eltern bei der Mutter auf, die die gleiche dunkle Hautfarbe hat wie er. Der Vater war mal strohblond, heute ist er eher grau bis weiß.

Jacob kommt pünktlich. Den Termin hat sein Rechtsanwalt gemacht. Den habe ich vor einigen Monaten behandelt. Ein »Cannabis-Anwalt« beim »Cannabis-Arzt«. Der bislang nur Insidern bekannte Sohn prominenter Eltern ist groß und lockig. 187 cm, athletische Konstitution. Daher bin ich auch nicht verwundert, als er berichtet, er sei »nur einmal schwer krank« gewesen. Er sieht aus wie das blühende Leben.

Er lebe noch nicht lange in Berlin, bereite eine Ausstellung seiner Bilder vor und habe als Beifahrer im Auto seiner Freundin gesessen, als sie in die Routine-Kontrolle der Verkehrspolizei gerieten. Positiver Test auf Cannabinoide. Zwei Wochen später sei ein Brief gekommen, mit dem er zur MPU (Medizinisch-psychologische Untersuchung) einbestellt worden sei.

Die Anamnese (Krankenvorgeschichte) ist in der Medizin eine der wichtigsten Informationsquellen. Tatsächlich hat Jacob ein ernstes gesundheitliches Problem. Bei näherer Betrachtung hatte er mit sieben Jahren eine schwere akute Erkrankung durchgemacht, und mit Beginn der Pubertät war eine chronische Erkrankung aufgetreten. Er sei aber seit etwa zwei Jahren beschwerdefrei.

Damals habe er begonnen, Cannabis als Medikament zu verwenden.

Seine Eltern haben sich getrennt, als er sieben Jahre alt war. Jacob sitzt jetzt seit etwa zehn Minuten in meinem Behandlungszimmer. Er schluckt, sucht nach Worten, schweigt. Nach und nach findet er Worte. Als sein Vater das Anwesen der Familie in Südkalifornien mit einem kleinen Rollkoffer verlassen habe, habe er Fieber bekommen, wässrig-blutige, unstillbare Durchfälle und Koliken.

---

[4]migränoid = migräneartig

Am gleichen Abend habe ihn seine Mutter ins Krankenhaus gebracht. Es sei eine Salmonellose festgestellt, intensivmedizinisch behandelt und er nach drei Wochen als geheilt entlassen worden.

Im 15. Lebensjahr begann dann Jacobs chronisches Leiden: Kopfschmerzen, die anfallsartig auftraten, meistens einseitig, oft auch im Hinterkopf, Übelkeit, Erbrechen, Lichtempfindlichkeit. Der Vater, der den Kontakt zu Jacob und dessen Bruder hielt, brachte ihn zu namhaften Neurologen in Europa und den USA. Die Mutter zog eine Ärztin für TCM heran, dann einen Schamanen. Keine Besserung! Schmerzmittel brachten nur eine geringfügige Linderung, Triptane ebenfalls. Ein Neurologe diagnostizierte eine Migräne, ein anderer psychosomatischen Spannungskopfschmerz.

Erst die Behandlung mit Cannabinoiden brachte den Durchbruch. In Kalifornien war es leicht, einen erfahrenen Arzt zu finden und die »medical card« für eine kostengünstige Behandlung mit medizinischem Cannabis zu bekommen. »LA Confidential« wurde als erste Blüte verordnet und half sofort.

Ich habe im Kapitel »Birgit« schon ein wenig über chronische Kopfschmerzen und deren Behandlung mit Cannabinoiden geschrieben. Die Begegnung mit Jacob gibt mir die Gelegenheit, einerseits die medizinische Basis der Cannabismedizin herauszuarbeiten und andererseits das Augenmerk auf das Phänomen der Trennungskinder zu lenken.

Grundzüge meiner Cannabismedizin

1. **Lerne so viel wie möglich über das Endocannabinoidsystem.** Die Bücher von Franjo Grotenhermen kann ich wärmstens empfehlen. Grotenhermen ist *der* Pionier der Cannabismedizin in Deutschland. Sein offener Brief an Rick Simpson am Schluss seines Buches »*Cannabis gegen Krebs*« ist ein gutes Beispiel für fachliche Kompetenz kombiniert mit Toleranz. Simpson war davon ausgegangen, mit maximalen Cannabis-Konzentrationen Krebs effektiv behandeln zu können, und hatte schnell eine Art Sekte um sich geschart.

2. **Hab keine Angst!** Pharmakologisch ist Cannabis im Vergleich ungefährlicher als Acetylsalicylsäure (Aspirin). Bei einer Überdosierung von Aspirin kannst du mit einer Magenschleimhautentzündung rechnen, bei überdosiertem Cannabis wirst du im schlimmsten Fall tief schlafen bei völlig intakter Atmung. Dies ist auch ein klinisch wichtiger Unterschied zu Opiaten; diese gehören hinsichtlich Verordnung und Verlaufsbeobachtung **immer** in die Hand des Arztes.

3. **Stelle dich der Tatsache, dass Cannabismedizin und Rauchen** (Inhalation von verbrannten Pflanzenbestandteilen, hauptsächlich Tabak oder auch Cannabis pur oder mit Tabak gemischt) **überhaupt nicht zueinander pas-**

sen. Ein wertvolles Heilmittel verbrennt man/frau nicht, es wird geschluckt oder inhaliert, und man wird nach der Devise verfahren: **So wenig wie möglich, so viel wie nötig.** *Start low, stay low* – das funktioniert sehr oft. **Spare nicht am Verdampfer (Vaporizer).** Die preisgünstigen Geräte sind in dem Sinne die teuersten, da sie nicht lange funktionieren und ersetzt werden müssen. Die meisten Cannabispatienten inhalieren ihr Medikament zwei- bis dreimal täglich und sind daher mit einem mobilen Vaporizer am besten bedient. Der Mighty ist mobil, fast unverwüstlich, und der Akku hält lange. Ferner kannst du die Verdampfungstemperatur digital regeln. Dies erweist sich während der Therapie oft als nützlich.

4. **Bei akuten Schmerzen oder Herz-Kreislauferkrankungen verzichte bitte generell auf eine Selbstbehandlung mit Cannabis.** Cannabis hat weder eine günstige Wirkung auf die Arteriosklerose noch eine ungünstige. Bei Neulingen kann es zu einer leichten Frequenzsteigerung des Herzschlags kommen. Sollte, wie bei Birgit und Jacob, das Schmerzsyndrom (chronischer Schmerz) bereits diagnostiziert worden sein, ist ein Versuch mit vaporisiertem Cannabis anzuraten. Wenn möglich, verwende Blüten einer 100 %-igen Indica (wie L.A. Confidential) oder eines »Indica-lastigen« Hybriden. Dies gilt für alle Schmerzpatienten und alle Schmerzlokalisationen.

5. **Vor jede Therapie haben die Götter die Diagnose gesetzt. Die kannst du unter keinen Umständen selbst stellen!** Hat dein Arzt eine chronische Erkrankung diagnostiziert, muss sorgfältig die Prognose gestellt werden. Dementsprechend wird die Cannabisbehandlung, wenn sie gewählt wurde, über längere Zeiträume notwendig sein (chronische Schmerzsyndrome). Bei anderen Erkrankungen (z.B. aus dem depressiven und autoaggressiven Formenkreis) wird die Behandlung bis zur Beschwerdefreiheit oder mindestens bis zu einer relevanten Linderung durchgeführt.

6. **Bei oraler Gabe (Tropfen, Kapseln, Mundsprays) wirkt Cannabis später, länger und intensiver.** Der aktuelle Stand der Dinge ist aber: Die orale Behandlung konzentriert sich bisher zwangsläufig auf die Gabe und die Serum-Konzentrationen von CBD und THC. Gerade Schmerzpatienten sollten sich aber auch die Terpen-Zusammensetzung der benutzten Blüten anschauen. Es ist nicht der Regelfall, aber die Patienten, die sich mit isolierten Terpenen erfolgreich behandeln, werden zahlreicher! Einer meiner Patienten hat einen äußerst feinen Geruchssinn: Er identifiziert recht sicher die dominierenden Terpene einer Blüte. Da die Strain-Beschreibungen, zum Beispiel bei Leafly, die enthaltenen Terpene genau angeben, konnte ich dies mehrfach überprüfen: Er liegt meistens richtig!

7. **Wenn du in erster Linie Betäubung suchst oder nur Beruhigung, ist Cannabis das falsche Mittel!** Cannabis erweitert das Bewusstsein (meistens) in sehr milder Form, wenn es vernünftig eingesetzt wird. Dies gilt vor allem für *Cannabis sativa*. Zur Sativa-Wirkung gehören eine leichte Antriebssteigerung und Stimmungsaufhellung. Deswegen kann sie vom erfahrenen Arzt zur Depressionsbehandlung eingesetzt werden. **Bei depressiven Erkrankungen ist immer eine präzise ärztliche Diagnosestellung erforderlich!**

Kehren wir noch einmal zurück zu Jacob: Er hat mich erstmals im Frühjahr 2019 aufgesucht. Das Angebot in lizenzierten Apotheken war schon etwas gewachsen. Eine reine Indica gab es aber noch nicht. Ich konnte ihm nur einen Hybriden rezeptieren, der ihm nicht so sicher und nachhaltig half wie die aus den USA vertrauten Blüten. Inzwischen gibt es unter einem anderen Namen auch LA Confidential in deutschen Apotheken. Auf dem schwarzen Markt war es seit jeher verbreitet. Jacob wusste sich aber zu helfen. In Berlin trafen sich erfahrene Züchter regelmäßig, um Erfahrungen und Zuchtergebnisse auszutauschen. Er bezog seine Blüten jetzt dort und bestätigte meine Erfahrung, dass die Massenproduktion der Industrie qualitativ deutlich hinter den Ergebnissen der erfahrenen Züchter aus Spanien, der Schweiz, Tschechei, Estland, Polen (und immer mehr aus Deutschland) zurückblieb. Inzwischen ist das Apotheken-Cannabis besser geworden.

Ich kenne einige dieser Pioniere und achte ihre Haltung: Sie wollen sich nicht zu Sklaven der Pharmaindustrie machen lassen, die einen Anbau nach Vorschrift mit dem Ziel der Profitmaximierung betreiben. Ein Freund aus Estland züchtet seit zwei Jahrzehnten Cannabis und vertreibt Grow-Equipment seit 18 Jahren. Jetzt muss er erleben, wie die mit schier unbegrenzten Geldsummen gepushten Fachkräfte der Pharmaindustrie hemmungslos alles abkupfern, was in der Illegalität entstanden ist. Um nur einiges zu nennen: Sinsemilla, die weibliche, d.h. samenfreie Cannabispflanze (Kooperation niederländischer und kalifornischer Züchter in den 80ern), LED-Beleuchtung mit langen »Kinderkrankheiten« in der Cannabiszucht, Hydrokultur mit Fischzucht kombiniert (ökologischer Kreislauf), Versorgung mit erneuerbaren Energieträgern, meistens Solarenergie, und Einkreuzen der natürlichen Art *Cannabis ruderalis* (»Automatic«-Sorten). Mit Letzteren ist der Anbau von qualitativ gutem Cannabis unter freiem Himmel möglich, ein wichtiger Schritt, um die Macht der Pharmaindustrie zu brechen. Im Kreis der alten Züchter sind wichtige Kreuzungen entstanden wie Headband und Fire Tire (beide Indica), und die Züchter nehmen den Umstand gelassen zur Kenntnis, dass sie sich derzeit – im übertragenen Sinn – von den Angestellten der Pharmaindustrie links überholen lassen müssen. Damit meine ich, dass die finanziellen Möglichkeiten der Industrie gewaltig sind und sehr viel Geld hauptsächlich in die Indoor-Produktion gepumpt wird.

Im Kreis der alten Züchter habe ich den Satz gehört: »To live outside the law, you have to be honest.« Versuch einer Interpretation: Illegale Züchter müssen sich aufeinander verlassen können, sonst frisst sie die Industrie auf.

Jacob hat sich ab und zu bei mir gemeldet. Die Fahrerlaubnis hat er zurückerhalten. Im vergangenen Jahr war manchmal ein Foto von ihm in der Zeitung, und er wurde in anderen Medien erwähnt. Ausstellungen, Vernissagen. Er trägt die Haare kürzer, sieht ernster aus. Er wird jetzt 29.

Trennungskinder

Jede zweite Ehe wird in Deutschland geschieden – und hinterlässt in den allermeisten Fällen mindestens ein unglückliches Kind. Jacob reagierte auf den Auszug des Vaters mit einer akuten bakteriellen Infektion. Ein paar Tage lang schwebte er zwischen Leben und Tod. Ich denke, es ist nicht übertrieben, das körperliche Geschehen als Ausdruck seiner Verzweiflung zu verstehen. Seine Eltern leben zwar bis heute in wirtschaftlich mehr als gesicherten Verhältnissen. Diese milderten die Erfahrung, verlassen zu werden, aber keineswegs.

Für einen Siebenjährigen, der seinen Vater idealisiert, ist dessen endgültiger Auszug aus dem gemeinsamen Haus eine Katastrophe. Die Standardsätze dringen gar nicht durch: Wir sind doch weiter beide für dich da. Und – wie in Jacobs Fall – vom Vater: Ich bin doch nicht aus der Welt! Für das Kind bricht eine Welt zusammen. Schmerz, Angst, Wut überschwemmen ein noch schwaches Ich und können in den meisten Fällen keinen anderen Ausdruck finden als den der Symptombildung. Bei Jacob dürfte eine kurze immunologische Schwäche vorgelegen haben, und so war das Tor offen für die Ausbreitung der Salmonellose und damit für eine lebensbedrohliche Situation durch Flüssigkeitsverlust und Verschiebung der Salze im Blutserum. Auf lange Sicht werden die meisten Trennungskinder sich selbst die Schuld dafür geben, dass die Eltern sich getrennt haben. Sie werden, wenn sie mit diesem Schuldbewusstsein allein bleiben, immer mehr Abstoßendes und Negatives an sich selbst entdecken, werden sich selbst fremd.

Jacobs Fall bietet sich außerdem an, um auf das Risiko hinzuweisen, das bei der Verordnung von Cannabis für den Arzt selbst besteht. Jacob ist ein ehrlicher Mensch, er suchte Hilfe und fand sie. Es gibt andere, die wollen »nur das Rezept und den Ausweis«. Gemeint ist der **blaue Opioid-Ausweis der DGS** (Deutsche Gesellschaft für Schmerzmedizin), auf dem der Arzt bestätigt, dass das Medikament notwendig ist und regelmäßig eingenommen werden muss. Substituierte Heroinkranke (Methadon, Buprenorphin) und hochdosierte Schmerzpatienten (oft Tumorkranke) kennen diesen Ausweis schon lange. Ich habe mich im Frühjahr 2017 entschlossen, meine Patienten mit diesem Ausweis zu versorgen. Damals wurde in Apotheken auch bereits ein *grüner Cannabisausweis* ausgehändigt. Dabei handelt es sich nicht um ein ärztliches Dokument, sondern um eine Werbemaßnahme zur Kundenbindung.

Das Recht auf Kostenerstattung

Im März 2017 hatte ich schon etwa zwei Jahre lang mit Cannabis behandelt (Ausnahmegenehmigungen für Tumorkranke und Tetraplegiker bei der Bundesopiumstelle) und war gespannt, ob Vater Staat die angekündigte Freigabe von Cannabis als Medikament auf einem neuen Spezialrezept ermöglichen würde oder ob es weiter auf dem üblichen BTM-Formular verschrieben werden müsste. Dass er Cannabis von der Liste der Betäubungsmittel nehmen würde, hielt ich natürlich für sehr sinnvoll und notwendig, rechnete aber nicht wirklich damit. Dennoch war es Empörung, die mich zu dem Entschluss brachte, meinen Cannabispatienten die gleiche Hilfe und Unterstützung zukommen zu lassen, wie sie für jeden »opiatpflichtigen« Schmerzpatienten und jeden substituierten Opioidabhängigen selbstverständlich ist.

Es sprach sich schnell herum, dass der Ausweis, vom Arzt korrekt und vollständig ausgefüllt, es dem Patienten u.a. ermöglicht, die Monatsmenge seines verordneten Medikaments einmal im Monat auch im Auto oder in den öffentlichen Verkehrsmitteln mit sich zu führen. Bei einer Tagesdosis von 5 Gramm Blüten mit etwa 20 % THC sind das 150 Gramm. Eine Tagesdosis von 5 Gramm ist ohne Frage eine hohe Dosis, bei Schmerzpatienten aber nicht ungewöhnlich.

Nicht alle waren ehrlich wie Jacob. Manche tischten mir Geschichten auf, die auch jeder mit gesundem Menschenverstand gesegnete Laie als Fantasieprodukt erkannt hätte, oder sie versuchten, mich zu korrumpieren. Mittlerweile gibt es Online-Arztportale, in denen ein Festpreis für das Erstgespräch (mit garantiertem BTM-Rezept!) verbindlich angegeben wird sowie die feste Gebühr für das Wiederholungsrezept. Dabei handelt es sich um private Leistungen, die gemäß der Gebührenordnung für Ärzte (GOÄ) abgerechnet werden. Wenn der Patient aber bei gravierenden Erkrankungen und erfolgloser Standardtherapie sein **gesetzlich verbürgtes Recht** in Anspruch nehmen will, die Kosten seiner Cannabisbehandlung von der gesetzlichen Krankenkasse erstattet zu bekommen, sieht es sofort ganz anders aus.

Selbst Schmerzpatienten, deren Behandlung mit Cannabis evidenzbasiert ist, scheitern oft schon daran, einen Kassenarzt (Vertragsarzt) zu finden, der den Fragebogen der GKV auszufüllen bereit ist und den Antrag befürwortet. Es fehlen meistens Zeit oder Mut oder beides. Es scheint sich allmählich zu ändern, aber bisher war der mit Cannabis arbeitende

Arzt das Schmuddelkind unter den Kollegen. Die Angst vor Regressforderungen der Krankenkasse wird häufig genannt, ist aber ein Alibi der angesprochenen Ärzte. Die Bezahlung einer Cannabistherapie ist antrags- und genehmigungspflichtig und fällt gar nicht unter die Budgetierung des Kollegen. Meiner Erfahrung nach entspricht der Umgang der gesetzlichen Kassen und vieler Kassenärzte mit Cannabispatienten bis heute noch viel zu oft einer latenten, zur Gewohnheit gewordenen Diskriminierung – eine Folge der Prohibition, die seit fast hundert Jahren besteht.

Merke: Cannabis ist beides – Medikament und Genussmittel. Ob die Feststellung »Cannabis ist keine Droge, sondern ein Naturheilmittel« von jemandem getroffen wird, der nur etwas für ihn Bequemes nachspricht, oder von jemandem, der seinen spirituellen Konflikt auf diese Weise gelöst hat, bleibt dem Einzelnen überlassen. Für viele hinduistische Sadhus und alle Rastafaris ist Cannabis heilig.

Ganz irdisch aber ist der Hinweis: **Bevor du den Antrag bei deiner Kasse auf eine alternativlose Behandlung mit medizinischem Cannabis stellst, lies den Gesetzestext genau durch!** Du wirst staunen, wie weit der Gesetzgeber geht und welche Möglichkeiten du hast. Suche eine Beratungsstelle auf, und scheue dich nicht, anwaltliche Hilfe in Anspruch zu nehmen. Die Kassen spielen oft auf Zeit. Sehr viele Patienten ziehen ihren Anspruch zurück, wenn nur genügend viel Bürokratie vor ihnen aufgebaut wird.

Übrigens **besteht grundsätzlich kein Unterschied zwischen medizinischem und »normalem« Cannabis.** Diese Frage wird immer wieder gestellt. Man kann sie selbst leicht beantworten, wenn man einmal die Vorgaben verschiedener Länder studiert, z.B. die aktuelle Hochglanzbroschüre für Italien: Um eine Cannabispflanze »medical« nennen zu dürfen, muss der Hersteller sich hauptsächlich um Sicherheitsvorgaben bei der Produktionsstätte, um Hygienestandards und Reproduzierbarkeit der Sorte kümmern.

Ich empfehle, am Anfang jeder Cannabisbehandlung – oder im Laufe einer erfolgreichen Selbstbehandlung – so früh wie möglich einen detaillierten ärztlichen Bericht zu erstellen: Anamnese, Befund, Diagnose, Differentialdiagnose, Prognose und Therapie. Dein Arzt sichert dich (und sich selbst) damit ab. In der Cannabismedizin ist damit zu rechnen, dass sich mancher Laie berufen fühlt, sich einzumischen und seinen Senf dazuzugeben. Bis heute wird immer wieder die Geschichte vom Nachbarskind erzählt, das mit Cannabis anfing und mit der Nadel im Arm auf der Toilette endete. Spar deine Kraft! Mit Ignoranten, Fanatikern und Populisten zu debattieren, ist so gut wie immer sinnlos. Von einem meiner Lieblingspatienten, einem inzwischen verstorbenen Münchner Richter, stammt der großartige Satz: »Man kann sich nicht mit Brunnenfröschen über den Ozean unterhalten.«

Kapitel 4

Bodo

Chronisch-entzündliche Darmerkrankungen: Reizdarmsyndrom, Morbus Crohn, Colitis ulcerosa

Als ich nach der Gesetzesänderung begann Sprechstunden anzubieten, war ich überrascht, dass etwa jeder siebte Patient mit einer dieser drei Diagnosen zu mir kam: Reizdarmsyndrom, Morbus Crohn oder Colitis ulcerosa. Hinter allen drei Diagnosen stehen chronische Entzündungen der Darmschleimhaut. Feingeweblicher und optischer Befund sind bei den drei Erkrankungen verschieden und die Symptomatik ist unterschiedlich ausgeprägt. Obligatorisch sind starke Durchfälle, krampfartige Schmerzen, zu denen sich unspezifische Beschwerden wie Schweißausbrüche, Abgeschlagenheit und Appetitlosigkeit sowie Gewichtsverlust gesellen.

Ein Alarmzeichen sind Blutbeimischungen beim Stuhlgang. Eine unbehandelte Colitis ulcerosa oder ein unbehandelter Morbus Crohn kann perforieren, d.h. die kraterartigen Entzündungsinseln können durchbrechen, sodass Darminhalt in die Bauchhöhle gerät, oder die Entzündung ist so massiv, dass es zum Darmverschluss kommt. In beiden Fällen muss operiert werden. Meistens werden befallene Darmteile entfernt und wasserdichte Verbindungen der verbliebenen Darmteile durch spezielle Nahttechniken hergestellt. Die Sterblichkeit ist dann hoch.

Um die Diagnosen Morbus Crohn und Colitis ulcerosa zu stellen, ist eine Darmspiegelung unerlässlich. Es werden dabei Polypen abgetragen und Gewebeproben aus stärker entzündeten Gebieten entnommen. Der zu Recht gefürchtete Dickdarmkrebs entsteht aus anfangs fast immer gutartigen Wucherungen der Schleimhaut, medizinisch Adenome, allgemein Polypen genannt. Die Diagnose Reizdarmsyndrom ist also meistens eine Ausschlussdiagnostik, wenn bei der Spiegelung »alles unauffällig« war oder wenn (noch) keine Spiegelung stattgefunden, der Patient aber weiter Beschwerden hat.

Bodo ist 24 Jahre jung, etwas korpulent und sehr intelligent. Er studiert Informatik und bemerkt schnell, dass ich zur EDV ein gestörtes Verhältnis habe. Er ist das einzige Kind einer alleinerziehenden Mutter, die seit vielen Jahren als Krankenschwester in der Endoskopie eines Krankenhauses arbeitet. Sie scheint nie aufgehört zu haben, ihn zur Spiegelung überreden zu wollen. Wie alle Patienten mit chronischen Durchfällen lebt er in der Angst, unkontrolliert Kot abzusetzen, sich also in die Hose zu machen. Während unserem ersten Gespräch habe ich Schwierigkeiten, mein Smartphone stumm zu schalten. Es klingelt und klingelt. Bodo ergreift die Gelegenheit sofort beim Schopf, Unsicherheit und womöglich Angst hinter sich zu lassen und sich – in jedem Sinn – auf einen höheren Stuhl zu setzen, damit wir auf Augenhöhe verhandeln können: »Dein Handy hat seine besten Jahre hinter sich, oder?« Ich habe immer eine kleine Auswahl von Sitzmöbeln im Sprechzimmer, darunter eine sehr bequeme Liege und einen Ruhesessel. Die hohen, harten Stühle sind eigentlich für Patienten mit Wirbelsäulenleiden vorgesehen. Bodo sucht sich gerade einen aus.

Angst vorm Zahnarzt

Ein Druck von ihm, und mein Handy schweigt. Mir fällt das riesige schwarze Telefon ein, das auf dem Schreibtisch meines Opas stand und das Nachbarn und Verwandte benutzen durften, die (in der Nachkriegszeit) noch keins besaßen. Der Lautsprecher unseres Radios fällt mir ein, vor dem sich die ganze Familie versammelt hatte, als Deutschland 1954 gegen Ungarn Fußball-Weltmeister wurde. Bodo fällt der Zahnarzt ein. Kein bestimmter, sondern der Zahnarzt allgemein. Er leide seit geraumer Zeit unter beidem: unter Zahnschmerzen und unter panischer Angst vorm Zahnarzt. Erst als ich mit ihm die Möglichkeit einer zahnärztlichen Behandlung unter Hypnose oder Lachgas aufzeige, kommt er auf den eigentlichen Grund seines Besuches bei mir zu sprechen: Er versuche, seiner Mutter zu entkommen. Er habe ihr gesagt, er suche einen Spezialisten auf. Der sei schon älter und habe Wartezeiten. Damit habe er erreicht, was er erreichen wollte: seine Ruhe vor ihr und ihren Diäten, Therapievorschlägen mit Aminosalicylaten und Kortikoiden, ihren Ermahnungen und Ratschlägen. Und Endoskopie-Terminen, die sie immer wieder vereinbart und die er jedesmal abgesagt hat.

Denn Bodo leidet unter starken Durchfällen: wässrig, schleimig, selten unter zehnmal am Tag, und seine Angst vor der Darmspiegelung ist mindestens so groß wie die vorm Zahnarzt. Vor sechs Monaten hat er sich im Rhein-Main-Gebiet einer Selbsthilfegruppe von Cannabispatienten angeschlossen, in der sich hauptsächlich »Darmpatienten« regelmäßig treffen. Seither sei er nahezu beschwerdefrei. **Er inhaliere mehrmals täglich Cannabisblüten** aus dem biologischen Anbau eines Freundes. Es handele sich um einen **Hybriden mit etwa 18 % THC und CBD unter 1 %.** Er ist sehr zufrieden, dass er den Durchfall jetzt kontrollieren kann, und wird diesen Weg weitergehen. Der Freund ist ebenfalls Student und macht ihm einen fairen Preis für die Blüten, hat ihm jetzt auch geholfen, daheim ein Wuchszelt zu installieren. Er hat gerade vier Pflanzen einer Sativa »in die Blüte geschickt«, d.h. den Tag-/Nachtrhythmus entsprechend verändert (Zeitschalter seiner LED-Lampe auf zwölf Stunden Besonnung).

Aber so sehr er auf die Cannabisbehandlung gegen die Darmbeschwerden setzt (neben den Durchfällen sehr starke Gasbildung und krampfartige Bauchschmerzen), so wenig kann er verdrängen, dass die Zahnschmerzen von Tag zu Tag stärker werden. Er habe sich bei mir angemeldet, um die Cannabisbehandlung zu optimieren und zu legitimieren. Der Zahnschmerz kommt ihm jetzt in die Quere.

Am nächsten Tag entfernt ein auf Angstpatienten spezialisierter Zahnarzt in Berlin-Mitte unter Lachgas einen völlig defekten und abszedierten Backenzahn. Bodo setzt in den folgenden Wochen, wie er mir telefonisch berichtet, meinen Vorschlag schnell um, die **CBD-Dosis massiv zu erhöhen** und die dann notwendige THC-Dosis sorgfältig zu ermitteln. Er baut inzwischen eine **im CBD-/THC-Gehalt ausgeglichene Sorte (jeweils 8 %)** selbst an, die der Hauptbestandteil seiner Therapie zu werden scheint. Er hat sich das (Joint-)Rauchen abgewöhnt und einen bewährten mobilen Vaporizer gebraucht gekauft.

Immun- und Endocannabinoidsystem

Der Behandlungserfolg einer Cannabisbehandlung bei chronisch-entzündlichen Darmerkrankungen kann meiner Erfahrung nach optimistisch beurteilt und prognostiziert werden. Der Darm weist eine besonders hohe Dichte an Cannabisrezeptoren auf, er ist ein zentraler Bestandteil des Endocannabinoidsystems. Dieses begreifen wir zunehmend im Zusammenhang mit der menschlichen Immunantwort. Würden wir den Darm einschließlich aller Zotten und Krypten vollständig ausbreiten könnten, hätten wir eine riesige Fläche vor uns, auf der im mikroskopischen Bereich permanent ein Weltkrieg tobt. Pathogene[5] Keime (Krankheitserreger), sofern sie die Schleimhautbarriere durchdrungen haben, werden ebenso sicher identifiziert und durch Lymphozyten, Killerzellen und Antikörper zerstört wie die einzelne, maligne entartete Zelle, die durch Spontanmutation täglich mindestens einmal irgendwo im Organismus entsteht, sehr oft im Dickdarm. Meistens bei chronischen Entzündungen. Die Immunantwort kann völlig überzogen sein (Allergie) und eigenes Gewebe zerstören (Autoimmunerkrankung) oder unterdrückt und schwach (bösartiges Wachstum).

An der Wechselwirkung von Immun- und Endocannabinoidsystem wird weltweit geforscht. Seit Jahren taucht der Begriff »dysfunktionales

---

[5] pathogen: krankmachend. Mit den allermeisten Viren, Bakterien und Pilzen leben wir aber in einer gedeihlichen Symbiose zusammen.

Endocannabinoidsystem« in wissenschaftlichen Veröffentlichungen auf, hauptsächlich im Zusammenhang mit der sogenannten Fibromyalgie und bei migränoiden Kopfschmerzen. Doch auch die chronisch-entzündlichen Darmerkrankungen sollten vermehrt von diesem Gesichtspunkt aus betrachtet werden. **Es hat sich bewährt, am Anfang einer Cannabisbehandlung ein potenzielles CBD-Defizit aufzufüllen, beziehungsweise CBD zu substituieren.** Sollte kein Defizit bestehen, gefährdet eine zusätzliche Gabe den Patienten nicht: CBD verursacht keine Bewusstseinsveränderung. Nebenwirkungen sind nicht bekannt. Meist fühlen sich die Patienten entspannter. Die entzündungshemmende Wirkung kommt hinzu. Bei Patienten, die TTM und Cannabis gleichzeitig bekamen, habe ich eine verstärkte muskuläre Entspannung und schnellere Rückbildung der Symptome beobachtet. Es setzt Talent, eine gute Ausbildung und ein bisschen Mut der Masseurin voraus, den Bauch in den traditionellen Ablauf der Thaimassage einzubeziehen. Sind nicht alle drei Voraussetzungen erfüllt – und das ist meistens der Fall – sollte der Bauch ausgespart bleiben. Wenn er unter den genannten Bedingungen aber mitbehandelt wird, ist die Wirkung meistens tiefgreifend.

Die durch die Kombination CBD mit TTM erzielte muskuläre Entspannung ist beeindruckend, was nicht verwundert: Das Zielorgan der Behandlung ist die Muskulatur. Die Bauchdecke besteht – wie das Zwerchfell – fast ausschließlich aus quergestreifter Muskulatur und Sehnen, die mittlere Schicht der Hohlorgane (Magen, Gallenblase, Zwölffinger-, Dünn- und Dickdarm) aus glatter Muskulatur. Auf die Feinjustierung der muskulären Spannung, auf die immunologischen und Stoffwechselvorgänge an der Darmwand sowie auf die Aktivität der übergeordneten zentralnervösen Strukturen (hauptsächlich im Gehirn) können wir mit Cannabis Einfluss nehmen und mit der Kombination Cannabis/TTM erst recht. Relevante Nebenwirkungen sind nicht bekannt. Die Qualität der Massage ist entscheidend.

Die Entfernung des chronisch entzündeten Zahns dürfte eine wesentliche Rolle bei Bodos Genesung gespielt haben. Die weit fortgeschrittene Karies betrifft die gesamte Zahnwurzel und greift auf den Kieferknochen über, wenn das Abwehrsystem die in die Tiefe eingedrungenen Erreger nicht mehr abwehren kann. Dieser Abwehrkampf kostet Energie, der Kranke steht unter chronischem Stress. Bodos Zahnarzt hatte natürlich ein Röntgenbild angefertigt und keine Möglichkeit gesehen, den Zahn durch eine Wurzelbehandlung zu erhalten, weil die knöcherne Substanz um den Zahnhals herum sich bereits aufzulösen begann.

Die Durchfälle wurden weniger, Bodo war recht zufrieden. Seine Mutter weniger. Sie drängte ihn weiter, sich einer Dickdarmspiegelung

(Coloskopie) zu unterziehen – für sie als Endoskopie-Krankenschwester im wahrsten Sinn des Wortes eine Alltäglichkeit. Bodo interessierte sich für meine Meinung, und es blieb mir nichts anderes übrig, als der Mutter Recht zu geben. Ich versuchte, Druck von ihm wegzunehmen, versicherte ihm, dass es sich um eine sehr wirksame Vorbeugemaßnahme gegen Krebs handle. »Polypen« können mit der elektrischen Schlinge abgetragen werden und damit Krebsvorstufen oder bereits entartete Bezirke. Aber hauptsächlich ist eine präzise Diagnostik möglich, weil es prognostisch einen Unterschied macht, ob ein Reizdarmsyndrom vorliegt, ein Morbus Crohn, eine Colitis ulcerosa oder ein Dickdarm-Karzinom.

Trotz oder gerade wegen Mutters Drängen ließ sich Bodo nicht endoskopisch untersuchen. Ein Stuhltest hatte keinen Nachweis okkulten Blutes gebracht, und Bodo war mit dem Behandlungsergebnis zufrieden. Durchfälle traten selten auf. Er litt noch an einem Blähbauch, und der Stuhl war noch nicht geformt, aber mit »dem Bauch« war er insgesamt zufrieden.

Von der Angst beherrscht

Jungen Medizinern sollte es als Mantra mitgegeben werden: Diagnose – Prognose – Therapie. Ich war mir bei seiner Symptomatik und seiner Anamnese und nach der körperlichen Untersuchung weitgehend sicher, dass ein Reizdarmsyndrom vorlag. Nur ist die Grenze zwischen Erfahrung und Selbstüberschätzung fließend. Die genaue Diagnose stellen Internist und Pathologie gemeinsam. Der Internist entnimmt bei der Spiegelung Gewebeproben, dokumentiert, beschreibt und interpretiert den mit bloßem Auge sichtbaren Befund, während der Pathologe die Gewebeprobe fixiert, schneidet, färbt und mikroskopisch untersucht.

Inhaltlich musste ich seiner Mutter also Recht geben, aber ich vermied es, Bodo unter Druck zu setzen. Er hielt den Kontakt zu mir, beklagte am Telefon, dass es ihm nach anfänglicher Besserung schlechter gehe, und stellte die Frage nach Erhöhung der Cannabisdosis. Wir einigten uns **auf sechs- bis achtmal 250 Milligramm seiner gewohnten Blüten mit einem ausgeglichenen THC-/CBD-Gehalt von jeweils 8 %** und passten in den folgenden zwei Jahren die Cannabinoid-Medikation an das Beschwerdebild an. Zuletzt fügte Bodo seinen Nahrungsfetten (Pflanzenmargarine ohne Palm- und Rapsöl und für Salate natives Olivenöl) **täglich 2 Gramm CBD-Kristalle (99,9 %)** zu. Außerdem inhalierte er zuletzt viermal täglich bis zu 500 Milligramm **einer der vielen neuen Blütensorten, deren THC-Gehalt vom Produzenten mit 23 % angegeben wird.**

Die tiefere Problematik eines Patienten zeigt sich meist nicht sofort. Nach und nach tritt sie aber zutage. Bodo war von der Angst beherrscht, die

Zuwendung seiner (über)fürsorglichen Mutter zu verlieren, wenn er sich selbständig machen und frei im Leben bewegen würde. Die Sehnsucht nach einem starken Vater, der die Mutter hätte bremsen können, projizierte er auf mich. Er forderte beispielsweise in unmöglichen Situationen (z.T. unbewusst) unmögliche Bescheinigungen an, um zu prüfen, ob ich ihn wie sein Erzeuger enttäuschen würde. Das tat ich natürlich. Aber wir hatten bis dahin gemeinsam genügend Bewusstsein auf seinen tieferen Konflikt gelenkt, so dass er die Frustration aushalten konnte. Meines Wissens geht es ihm heute, nach sechs Jahren, gut.

Die chronisch-entzündlichen Darmerkrankungen liefern ein gutes Beispiel dafür, dass Cannabismedizin, so wie ich sie verstehe und praktiziere, zwar mit Cannabis arbeitet, die Betonung dabei aber nicht auf Cannabis liegt, sondern auf Medizin. Ich werde am Ende dieses Handbuchs »das Geheimnis einer Heilung« noch einmal zusammenfassen, es bietet sich aber an dieser Stelle an, auf den Stellenwert der Ernährung und Verdauung hinzuweisen.

Unterstützende Diät

Grundsätzlich offenbart sich in der **Bipolarität unseres vegetativen Nervensystems** unsere evolutionäre Vergangenheit. Wir ruhen, schlafen und verdauen, dabei ist der Parasympathikus aktiv. Das Herz schlägt ruhig im unteren Pulsbereich, der Blutdruck ist unten und der Darm arbeitet. Die Peristaltik[6] hat eingesetzt. Die Pupillen sind eng.

Umgekehrt ist es in der »**Jagdphase**«: Die Pupillen sind weit, weil viele Säugetiere nachts jagen, der Blutdruck steigt und der Darm ruht. Der **Sympathikus** ist jetzt aktiv. Im Krankheitsfall greifen wir in dieses System ein, indem wir zu definierten Zeiten lange Nahrungspausen einlegen und damit die rhythmische Funktionsweise des Magen-Darm-Systems unterstützen und es gleichzeitig entlasten.

Statt mit probiotischen Joghurts, Ballaststoffen und mehr oder minder sanften Abführmitteln oder mit die Peristaltik hemmenden Mitteln (Loperamid) das System noch zusätzlich zu belasten, legen wir besser eine lange Ruhephase ein, in der wir **nur Wasser oder Tee** trinken, und beschränken uns bei der Aufnahme von Proteinen, Fetten und Kohlehydraten auf eine Zeitspanne von maximal acht bis zehn Stunden. **Gut wirkt bei schweren Symptomen eine einzige Mahlzeit am Tag, noch besser ein kurzes Fasten von drei bis sieben Tagen.**

[6] Peristaltik: rhythmisches Zusammenziehen der Wände von Hohlorganen, um deren Inhalt zu transportieren. Diese Definition gilt für Dünn- und Dickdarm, Magen, Speiseröhre, Gallenblase, Harn- und Eileiter.

Die meisten Patienten mit chronisch-entzündlichen Darmerkrankungen benötigen zwei Mahlzeiten, die zu etwa gleichen Zeiten eingenommen werden sollten. Frühstück etwa um 10 Uhr und Hauptmahlzeit um 18 Uhr hat sich als Maßnahme bewährt. Ich habe bei chronisch-entzündlichen Darmerkrankungen gute Erfahrungen gemacht mit einer **Diät aus Kokoswasser (mindestens 1 Liter täglich mit ein bis zwei Litern Tee oder Wasser im Wechsel) und reifer Papaya.** Maximal eine halbe große Papaya wirkt manchmal Wunder. Aber: Der Zeitraum, in dem eine solche Diät angewendet wird, hängt vom Allgemeinzustand des Kranken und nicht zuletzt von seinem Körpergewicht ab. Papayas sind hierzulande derzeit so teuer, dass sie als Therapeutikum nur für finanziell besser gestellte Menschen infrage kommen. Ich empfehle stattdessen Blaubeersaft (keine Schalen!) und alte Apfelsorten.

Kapitel 5

Enrico
ADHS

Schmal und lang. Die Nase, die Finger, die ganze Gestalt. Enrico war der zweite Sohn der vorerst letzten Generation einer alten neapolitanischen Familie. Seine Eltern betrieben in Bayern ein Restaurant in der zweiten Generation. Seine drei Brüder hatten wie er ein privates Gymnasium besucht. Die Eltern waren damals zu der Entscheidung gekommen, dass es für ihre fünf Kinder das Beste sei, das Abitur zu machen, mindestens drei Sprachen zu sprechen und ein Hochschulstudium aufzunehmen. Denn Wissen ist Macht, und Macht ermöglicht ein angenehmes Leben. Häuser und Wohnungen. Boote, Autos und Motorräder. Die Familie verbrachte die Ferien miteinander, oft bei den Verwandten in Neapel und auf Sizilien, manchmal in der Karibik und in Thailand. Die Mutter war beides: Eine smarte Geschäftsfrau und eine italienische Mama, die Pasta macht und die Familie zusammenhält. Seinen Vater sah er manchmal wochenlang nicht, weil er geschäftlich unterwegs war: manchmal in Rom oder Mailand, dann wieder in Frankfurt.

Diagnose Konzentrationsstörung

Enricos Leiden begann mit der Einschulung. Es wurde ihm abverlangt, sich auf einem Stuhl vor einem Tisch eine geschlagene Stunde lang gemeinsam mit etwa 30 anderen Kindern auf ein Thema zu konzentrieren. Es war ihm nicht möglich. Er war nicht zu übersehen, wie er auf der Sitzfläche hin- und herrutschte – lang und dünn, wie er war – wie er immer wieder kurz aufstand und sich schnell wieder hinsetzte, wenn der missbilligende Blick der Lehrkraft ihn traf. Man hatte ihn angebrüllt und geschlagen, zu Kinderärzten und -psychologen geschleift, zuletzt zu einem renommierten Psychiater. Innen und außen trieb es ihn. Der starke Bewegungsdrang ließ ihn nicht ruhen, er trieb ihn weiter. Gedanken, Emotionen und Fantasien strömten unaufhörlich. Wenn er dabei auf etwas stieß, was ihn fesselte, verweilte er gern und freiwillig. Bis es ihn weitertrieb.

Der Psychiater diagnostizierte eine Konzentrationsstörung, weil der Patient sich nur selektiv auf Spannendes oder Faszinierendes konzentrieren konnte. Die Hyperaktivität war nicht zu übersehen. Die selektive Konzentrationsstörung taucht in der üblichen Diagnose als Aufmerksamkeitsdefizit auf: Aufmerksamkeits-Defizit, Hyperaktivitäts-Störung. **ADHS.** Diese Diagnose wird heutzutage gerne mit psychologischen Testverfahren abgesichert. Ein Intelligenztest wird meistens angeschlossen. Enricos IQ lag bei 140!

Für die gängige Medizin war und ist Methylphenidat das »Mittel der Wahl« bei ADHS, ein unter das Betäubungsmittelgesetz fallendes Aufputschmittel (verschleiernd gern Psychotonikum genannt), das die Patienten quasi zur Konzentration zwingt. Die Behandlung der ADHS besteht international aber aus Psycho- (meistens Verhaltens-)therapie und Methylphenidat. In dieser Reihenfolge.

Die meisten Patienten erhalten nur Methylphenidat und werden bei »Nachuntersuchungen« dahingehend kontrolliert, ob sie das Leistungspensum der jeweiligen Altersgruppe abrufbar verinnerlicht haben. Das Wertesystem der Leistungsgesellschaft kennt keine Gnade und offenbart seine Scheinheiligkeit: Sechsjährige Kinder werden mit einem »Psychotonikum« behandelt, das sehr zu Recht dem Betäubungsmittelgesetz untersteht. Methylphenidat ist für Patienten ab dem sechsten Lebensjahr freigegeben. Damit die Kinder »Leistung bringen«, werden sie einem Medikament ausgesetzt, das mehr Nebenwirkungen hat als Wirkung: Die Herzfrequenz steigt, der Nachtschlaf ist so gut wie immer gestört. Die Kinder werden appetitlos. An der Stelle der Überaktivität steht jetzt eine erhöhte muskuläre Spannung, sehr oft der Kaumuskulatur. Kurz: Schulkinder auf Speed. Zähneknirschende, muskulär ruhig gestellte Minderjährige, die allzu oft ungeschützt der schwarzen Pädagogik ihrer Eltern und professioneller Erzieher ausgesetzt sind.

Der erste Joint

Enricos Mutter ist intelligent, gebildet und empathisch. Sie hatte sich Leidensgefährten ihres Sohnes angesehen, die mit Ritalin (Methylphenidat) behandelt wurden, und sich entschieden, ihrem Sohn diese Maßnahme zu ersparen. Wenn Ärzte, Psychologen und Pädagogen drängten, sie möge ihrem Sohn doch das Medikament geben, blieb sie stark. Normalerweise geben die Eltern nach, wenn die Profis an das Über-Ich appellieren: Ihr Sohn leidet unnötig. Machen Sie es ihm doch leichter! Enricos Mutter verließ sich aber auf ihre Sinne und ihre Erfahrung. Sie erlaubte die Methylphenidat-Behandlung nicht. Wenn die Lehrkräfte den Druck erhöhten, beispielsweise auf dem Elternsprechtag, brachte sie bewusst ihren Mann ins Gespräch. Den werde sie jetzt verständigen, und er werde beim nächsten Elternabend dabei sein. Enricos Vater war mehr als eine Respektsperson am Ort. Gerüchte besagten, er sei Teil einer internationalen Organisation, mit der man besser nichts zu tun habe.

Enrico blieb unbehelligt. Er wuchs, wurde noch länger und dünner, beschäftigte sich (freiwillig und konzentriert!) mit bildender Kunst und Musik.

Mit 12 litt er so stark unter seiner Getriebenheit und Unruhe, dass er von sich aus Hilfe suchte. Seine Stimmung wechselte innerhalb von Sekunden von fröhlicher Neugier und Entdeckungsfreude hin zu völliger Niedergeschlagenheit. Das Leben erschien ihm dann sinnlos. Aus dem Freundeskreis seines älteren Bruders kam der Tipp: Versuch es doch mal mit Cannabis. So rauchte Enrico wenige Tage vor seinem 13. Geburtstag seinen ersten Joint. Er kann sich heute, mit 24, an den Tag, die Stunde und den Ort präzise erinnern. Und an die Wirkung: »Das Erste, was ich merkte, waren meine Schultern. Die fielen regelrecht nach unten. Meine Schultern senkten sich um mindestens zehn Zentimeter. Auch öffneten sich meine Fäuste. Ich fühlte mich derartig ruhig und entspannt, dass mir der Gedanke kam: Warum, zum Teufel, hat mir das so lange niemand gesagt?!«

Verdampfen statt Rauchen

Als er mich das erste Mal aufsuchte, behandelte sich Enrico (als 24-jähriger) mittlerweile seit zwölf Jahren selbst mit Cannabis. Er rauchte morgens einen Joint mit Tabak und etwa 250 mg Cannabisblüten aus biologischem Anbau mit etwa 18 bis 20 % THC, am späten Nachmittag den zweiten und eventuell einen dritten zur Nacht. Seine **Tagesdosis an Cannabisblüten guter Qualität mit 18 bis 20 % lag also unter oder bei knapp einem Gramm.** Manchmal pausierte er ein paar Tage. Insgesamt sei die Tagesdosis konstant. Vor einigen Jahren habe er mehr benötigt. Er hatte das Abitur gemacht und ein Kunststudium begonnen. Inzwischen strebe er das Lehramt an. Es bereitete ihm Freude, Wissen weiterzugeben und seine Begeisterung (vor allem für Caravaggio und Picasso) zu teilen. Er suche mich auf, um die Behandlung zu legitimieren. Seit einigen Monaten lebe er mit einer Frau zusammen, mit der er gern eine Familie gründen würde.

Ich habe Enrico untersucht und mich darauf konzentriert, ihm **die Notwendigkeit einer Umstellung vom Joint auf den Vaporizer aufzuzeigen.** Im Vaporizer findet keine Verbrennung statt. Wenn der Kondensationspunkt der zu inhalierenden Substanz erreicht ist (bei THC 157 °C), wird diese inhaliert. **Alle Oxidationsprodukte und vor allem das Nikotin selbst gehören nicht in eine medizinische Behandlung.** – Ich habe Enrico eine Opioid-ID ausgestellt und Cannabisblüten Pedanios 22/1 rezeptiert, um es ihm zu ermöglichen, sich im legalen Rahmen weiter selbst zu behandeln.

Viele Menschen plagen sich mit Zwängen, die sie jeder Entscheidungs- und Handlungsfreiheit berauben. Es fängt bei der zwanghaften Rückkehr in die Wohnung an, weil sie vergessen haben, ob der Herd ausgeschaltet ist oder irgendein Monitor. Es endet bei Prinzipien, Ideologien, Vereinsmeier- und Rechthaberei. Die Dynamik ist immer dieselbe. Am Anfang steht die Angst.

Wenn Cannabis medizinisch angezeigt ist und die Inhalation als Verabreichungsform gewählt wird, ist es notwendig, es zu vaporisieren, statt zu verbrennen. Es zu verbrennen und zu rauchen, stellt nicht nur eine ständige toxische Belastung des Lungengewebes dar, es erinnert auch fatal an die intravenöse Verabreichung von Opiaten, v.a. Heroin: Die Wirkung setzt sofort mächtig ein und klingt ebenso schnell wieder ab.

Exkurs: Grundsätzlich kann ich über gute Erfahrungen mit der *Cannabis-Monotherapie*[7] bei Heroinabhängigen berichten. Würden diese Patienten ihre individuellen Cannabis-/Tabakmischungen im Joint oder aus der Bong rauchen, hielte ich sie für unnötig rückfallgefährdet. Denn dem Flash folgt die Enttäuschung. Die lebenslange Sehnsucht nach dem ersten Schuss Heroin (sofern es von guter Qualität war) bleibt sowieso bestehen. *Schon beim zweiten Mal wird es nicht wieder so sein wie beim ersten.*[8] Cannabis ist kein Heroin, und selbst bei hoher Dosierung droht kein Atemstillstand. Aber eine schlagartig einsetzende Medikamentenwirkung erinnert unnötig stark an den ersten Schuss. Für die Cannabis-Monotherapie bei Opiatabhängigen ist der Vaporizer (Volcano, Mighty, Crafty) unverzichtbar!

Enrico war unter meinen Patienten der Erste einer längeren Reihe junger männlicher ADHS-Patienten, darunter weitere Hochintelligente, wovon die meisten auf Erfahrungen mit Methylphenidat zurückblicken konnten. Die meisten hatten es eine Weile genommen und von sich aus gegen Cannabis ausgetauscht. Mir ist bewusst, dass Menschen aus der Cannabis-Community mich aufsuchen, weil die Mund-zu-Mund-Propaganda dort und nicht beim CDU-Parteitag stattgefunden haben dürfte. Dieser Umstand schränkt die Aussagekraft folgender Feststellung natürlich ein und muss berücksichtigt werden: Alle ADHS-Patienten, die zu mir kamen, hatten eine Selbstbehandlung mit Cannabis begonnen. Alle waren unter 40 Jahre alt, männlich und beruflich selbstständig oder am Ende eines Studiums. Fast alle hatten Start-ups gegründet – in Deutschland, der Tschechei, in Österreich, Spanien, Schweiz und Malta. Fast alle waren erfolgreich. **In allen Fällen wurden Cannabisblüten mit 18 bis 22 % THC inhaliert.** Fast alle bezogen ihre Medizin vom Grower ihres Vertrauens. Viele bauten mittlerweile selbst an. **Die Erhaltungsdosierungen lagen zwischen 0,5 und 3 Gramm am Tag.**

---

[7] Cannabis-Monotherapie: Inhalation oder orale Gabe von Cannabinoiden ohne jeglichen Beikonsum als Zwischenschritt zur Abstinenz oder Dauerlösung anstelle einer Substitution mit Methadon oder Buprenorphin. Methadon ist ein sehr starkes Opioid und Buprenorphin ebenso.

[8] z.B. Shake Sugaree und Junkers Blues, Willy deVille, Unplugged in Berlin.

Alle Patienten waren an ihre Erhaltungsdosis »adaptiert«, d.h. angepasst: Reaktionsgeschwindigkeit und Orientierung sind nicht herabgesetzt, und der Proband kann auf komplexe Herausforderungen adäquat reagieren.

Cannabis vs. Methylphenidat

Kinder- und Jugendpsychiater, allen voran Professor Thomasius aus Hamburg, kämpfen gegen die Legalisierungsbestrebungen der Bundesregierung. Ihr letztes Argument, nachdem »Drogentote« als Opfer individuell zu hoch dosierten Heroingebrauchs oder (weitaus häufiger) als Opfer des Mischkonsums illegaler und legaler Substanzen identifiziert wurden, ist das gehemmte Hirnwachstum. Wer vor dem 23. bis 24. Lebensjahr kifft, muss damit rechnen, dass er bis zu 30 % weniger Hirnmasse in bestimmten funktionell definierten Hirnbereichen entwickelt. Lernstörungen seien die Folge. Natürlich sprechen wir hier von Cannabis als Genussmittel.

In der praktischen Cannabismedizin hingegen sehen wir dann Menschen wie Enrico. Er war noch keine 13, als er das erste Mal Cannabis benutzt hat. Etwa 20 Prozent meiner Patienten haben eine ADHS. Alle haben durch die frühe Selbstbehandlung mit Cannabis profitiert.

Die Auswirkung der Cannabinoide auf Hirnentwicklung und -funktion sind zwar noch nicht hinlänglich erforscht. Die konventionelle Psychiatrie zögert hingegen durchaus nicht, Methylphenidat und diverse andere »unverzichtbare« Psychopharmaka anzuwenden. Es gibt aber durchaus viele Psychiater, die suchend sind und offen für gangbare Wege aus dem Leiden. Es ist nicht jedes Mittel recht und Cannabis ist nicht für alle. Es steht aber fest, dass ADHS-Symptome in den meisten Fällen schon vor der Einschulung bestehen und das Hirnwachstum noch nicht abgeschlossen ist, wenn die jungen Patienten Cannabis einsetzen. Oft anstelle von Methylphenidat.

Meine ADHS-Patienten beschreiben alle – jeder auf seine Weise, aber im Kern übereinstimmend – dass mit dem Beginn der Cannabisbehandlung für sie ein neues Leben begonnen habe. Viele fühlten sich zum ersten Mal länger wohl in ihrem Körper. Ich zitiere einen Patienten: »Mir kam beim ersten Gebrauch von Cannabis der Gedanke, dass **dies der Zustand sein muss, den Gesunde als normal bezeichnen.**«

In den großen anderen Patientengruppen, hauptsächlich Schmerzpatienten und Tumorkranke, in denen Cannabis als Medikament gegeben wird, sind die Patienten überwiegend weit älter als 24. Meine ADHS-Patienten waren weitgehend beruflich selbständig als Künstler oder Unternehmer.

Exkurs: Ich höre gern Musik aller Art. Grandmaster Flash and the Furious Five, Lauryn Hill, also den Beginn des Hip Hop, habe ich noch auf Vinyl mitbekommen, dann begann mir die Arbeit über den Kopf zu wachsen. Seit ich Cannabis als Medikament verwende, kenne ich auch Rap. Eminem gefiel mir; dann kreuzten eine Zeitlang diverse Rapper in meiner Sprechstunde auf, sehr bekannte, bekannte und unbekannte. Einer hatte über einen Deutschrussen von mir erfahren, und sein Interesse war geweckt, Patient zu werden, weil er sich wahrscheinlich vorstellte, im Fall einer Polizeikontrolle aus seinem Cabrio den Beamten mit einer Art Freifahrtschein zuwinken zu können. Der Deutschrusse hatte mich in den knapp drei Monaten meines Amtes als kommissarischer Leiter der »ersten deutschen Praxis für Cannabinoidmedizin« 2018 aufgesucht. Damals war ich so blöd gewesen, mich von einer Firma auf den Präsentierteller setzen und über den Tisch ziehen zu lassen. Einer der Manager hat gelegentlich daheim gekifft, einer gab den Vorzeige-Hippie, weil er eine Weile auf einer kalifornischen Cannabis-Farm gearbeitet hatte. Alle anderen tranken Alkohol und verachteten Kiffer. Profit bevorzugten sie ganz eindeutig. Ich hätte den Deutschrussen nicht an mich herangelassen, wenn ich das Setting (Praxis) selbst organisiert hätte.

Wenn dir jemand im Brustton der Überzeugung wiederholt sagt: »Ich bin ein guter Mensch«, dann wird höchstwahrscheinlich das Gegenteil der Fall sein. Kurz: Er kassierte vom Rapper eine beträchtliche Vermittlungsgebühr, die dieser von mir zurückforderte, als er realisierte, dass ich mein Versprechen, für einen Nachfolger zu sorgen, nicht sofort halten konnte. Ich war 2020 lange krank und wurde massiv bedroht. Die Einzelheiten erspare ich uns. Ich habe die Lektion gelernt.

Eminem gefällt mir immer noch. Die Namen der anderen habe ich vergessen, ob sie Patienten waren oder nicht.

Heilung ist immer umsonst

Ich bin 73 und nehme mir das Recht heraus, die Menschen auszuwählen, die ich an mich heranlasse. Hilfesuchende Kranke sehe ich mir im Videotelefonat an. Schwerkranken versuche ich zu helfen. Ob mir ein Reisfarmer in Thailand für den Hausbesuch (mit dem Elektrodreirad, Spitze 30 km/h) ein Essen als Honorar serviert oder der vergleichsweise steinreiche Geschäftsmann mich »aus der Portokasse« bezahlt, ist mir letztlich Wurscht. *Ich behalte das Geld sowieso nicht.*[9] Den Geschäftsmann mit der Portokasse werde ich im Regelfall zu meiden wissen.

---

[9] Kleiner Tipp: Lieblingsgebet des Dalai Lama: »For as long as space endures, and for as long as living beings remain, until then may I too abide to dispel the misery of the world.« Das Gebet ist von Shantideva. Übersetze es dir selbst, und denke nach oder besser noch: Meditiere über Mitgefühl und Achtsamkeit.

Heilung ist immer umsonst. Wem meine Arbeit etwas wert ist, kann für Kinder, erwachsene Bedürftige, Fair Trade, Kriegsopfer usw. spenden oder manchmal auch für unseren Lebensunterhalt: den meiner Frau und meinen. Wir haben kein Auto, auch keine teuren Uhren oder Designer-Klamotten. Die Sammeldose des DHV steht auf meinem Schreibtisch und neben dem Behandlungsplatz meiner Frau. Unsere Steuern haben wir entrichtet. Unser Platz in der aktuellen demokratischen Leistungsgesellschaft ist vergleichbar mit dem einzelner kritischer Mitglieder einer dysfunktionalen Familie: Erwachsene Kinder suchtkranker Eltern haben vor Jahrzehnten eigene Selbsthilfegruppen gegründet und können aus ihrem Umfeld ähnliche Erfahrungen mitteilen, wie wir sie mit Staatsanwälten, Behörden und Nachbarn gemacht haben.

Kapitel 6

Pavel

Psychosomatische Medizin

Die meisten Patienten, die wegen einer gesundheitlichen Störung den Arzt, in der Regel den Hausarzt, aufsuchen, sind **gemäß der aktuellen Definition »psychosomatisch« erkrankt.** Die moderne Medizin versteht unter Psychosomatik das Wechselspiel zwischen Körper (Soma) und Psyche. Selbst Krankheiten, die auf den ersten Blick ausschließlich den Körper betreffen, wie Brüche und Infektionen, haben auf den zweiten Blick eine eigene seelische Dynamik, womit ich nicht allein den Schmerz meine, sondern das ganze Spektrum von Wahrnehmungen und Empfindungen, die ohne die körperliche Erkrankung nicht aufgetreten wären. Verzweiflung, Hoffnungslosigkeit, Existenzangst, Panik, um nur einige zu nennen. Meistens spielt die Scham eine zentrale Rolle. Umgekehrt haben auch die vordergründig rein seelischen Erkrankungen eine stark körperliche Seite: Eine depressive Patientin beispielsweise ist oft appetit- und meistens schlaflos.

In der Sprechstunde des Cannabismediziners dürfte der Anteil psychosomatisch Kranker ebenso hoch sein wie in den Hausarztpraxen. Bei mir tauchte eines Tages Pavel auf. Erster Eindruck: ein Berg von einem Menschen. Alles an ihm war groß: Hände, Ohren, Rumpf und Extremitäten. Der Kopf relativ klein. Große braune Augen mit geröteten Lidrändern und Bindehäuten. Ich hatte einen kleinen, zarten Menschen erwartet wegen seiner leisen, recht hellen Stimme am Telefon. Leise und gleichförmig, als sei er selbst gar nicht beteiligt, sagt er Ungeheuerliches: Solange er denken könne und sich erinnern konnte, könne er nicht tief und erholsam schlafen. Er schlafe nur ein, wenn er völlig erschöpft oder übermüdet sei, wache dann aber schnell wieder auf, oft schon nach einer halben Stunde. Morgens zwischen vier und fünf erwacht er immer. Er fühlt sich erschöpft, ausgelaugt und übernervös. Zu allen Aktivitäten, beruflich und privat, muss er sich zwingen. Sein Leben sei eine einzige Qual. Er frage sich, warum es ihn getroffen habe. Es komme ihm vor, als würde er für eine schwere Verfehlung bestraft.

Bei der Schlafstörung war es nicht geblieben. Ebenfalls solange er denken könne, habe er einen »empfindlichen« Magen gehabt. Um das 20. Lebensjahr herum, ganz genau konnte er sich nicht erinnern, sei es schlimmer geworden. Mit Mitte 20 dann die erste Magenspiegelung: pylorusnahes

Ulkus. Die meisten »Magengeschwüre« entstehen in diesem Bereich. Der Pylorus ist der Magenpförtner: Einerseits der Ringmuskel, der die Abgabe des Mageninhalts in den Zwölffingerdarm regelt, andererseits die spezielle Schleimhaut, die diverse Aufgaben im Stofftransport erledigt. Unter anderem produziert sie ein Eiweiß, an das Vitamin B12 angekoppelt werden muss, um auf diesem Weg in den Organismus zu gelangen. Vitamin B12 hat unter anderem eine Schlüsselfunktion in der Blutbildung. Merke: Das »Magengeschwür« ist oft ein Zwölffingerdarmgeschwür, weil ein Teil des Pylorus anatomisch zum Magen, der andere, mundferne Teil, zum Zwölffingerdarm gehört.

Der moderne Begriff ist daher: parapylorisches oder praepylorisches oder pylorusnahes Ulkus. Ulkus bedeutet Geschwür, nicht Geschwulst. Beim Ulkus wuchert gar nichts. Im Gegenteil: Es handelt sich um einen tiefen Schleimhautdefekt, der wie ausgestanzt wirkt. Da die meisten von uns normalerweise nicht anderen Lebewesen in Magen und Zwölffingerdarm schauen, können wir uns aber die Unterschenkelgeschwüre bei Venenleiden oder beim Diabetes vorstellen. Die pylorusnahen Ulcera sind gefährlich, weil sie durchbrechen (perforieren) oder bluten können. Beim Durchbruch gelangt (äußerst aggressiver) saurer Mageninhalt in die freie Bauchhöhle, verursacht eine Bauchfellentzündung (Peritonitis) und es geht um Leben und Tod.

Wenn sich das Ulkus in die Tiefe ausdehnt und ein kleines oder größeres Blutgefäß quasi angedaut wird, wird – je nach Lage der Dinge – eine Sickerblutung oder eine massive arterielle Blutung ausgelöst. Auch hier schwingt der Sensenmann schon sein Werkzeug, wenn ihm der Chirurg nicht rechtzeitig mit Messer, Klemmen, Unterbindungen (Nadel und Faden), dem Thermokoagulator (zum Verkochen kleiner blutender Gefäße) und hauptsächlich seinem Können dazwischenfunkt. Bei massiven Blutungen erbrechen und verlieren die Patienten literweise Blut, das der Anästhesist zuführen muss. Manchmal *Ery(throzyten)-Konzentrate*[10] »im Schuss«. Bei Sickerblutungen entwickelt sich eine Blutarmut schleichend, die Patienten setzen Teerstühle ab oder haben »okkulte« Blutbeimischungen im Stuhl, die nur mit einem Test (Hämoccult) nachgewiesen können. Auch eine chronische Magenschleimhautentzündung (Gastritis) kann hämorrhagisch werden, also bluten. Stellen wir uns einfach viele winzige Ulzera vor, die wir mit bloßem Auge nicht sehen können.

---

[10] Ery(throcyten)-Konzentrat = Blut minus Plasma = Anreicherung der roten Blutkörperchen und damit der Sauerstoffträger. Wird bei massiven Blutungen der Vollblutkonserve vorgezogen. Ursprünglich zur Reduzierung der Hepatitis-C-Virus-Übertragung.

Zur Entstehung der Ulzera: Hätte ich 1975 im Staatsexamen bei der internistischen Prüfung auf die Frage nach der Entstehung von Magen- und Zwölffingerdarmgeschwüren»bakteriell« geantwortet, dann hätte ich vermutlich die ganze Prüfung wiederholen müssen. Die Lehrmeinung damals war eindeutig »psychosomatisch«. Heute wird davon ausgegangen, dass ein Mikroorganismus namens Helicobacter pylori der Bösewicht ist: ein Bakterium, das unter bestimmten Umständen Magen und Darm besiedelt.

Wenn die Infektion nicht ausheilt, entwickeln sich meistens Ulzera oder – wesentlich seltener – es entwickelt sich ein bösartiger Tumor (**Magenkrebs,** siehe Kapitel zu Krebs). Die etablierte Medizin konzentriert sich auf die Ausrottung des Bakteriums mittels einer Kombination von drei oder vier Medikamenten, darunter mindestens zwei Antibiotika. Die Diagnose wird durch einen speziellen Stuhltest gestellt oder – wesentlich häufiger – durch eine spezielle Atemluft-Analyse. Sollte der Erreger früher oder später immer noch oder erneut nachgewiesen werden, wird wieder in die Schlacht gezogen. Der Erreger muss vernichtet werden.

Psychosomatische Medizin

Zurück zu Pavel: Er ist der zweite Sohn eines alleinerziehenden Vaters, als einziges Kind im Heim aufgewachsen. Er war Mitte 20, als ein »Magengeschwür« nachgewiesen wurde, eine Helicobacter-Infektion aber nicht. So blieb ihm die Tortur der Helicobacter-Ausrottung erspart. Die Sprache bringt es ans Licht: Eradikation nennt die gängige Medizin dieses Verfahren: vollständige Auslöschung eines Erregers. Billigend in Kauf genommen wird dabei die Reduzierung von wichtigen Mikroorganismen, die symbiotisch im Darm mit uns leben. Die Kombinationstherapien sind belastend. Die meisten Patienten benötigen Wochen, um sich von ihnen zu erholen, und die Frage, warum es bei einem zur Infektion kommt, beim anderen nicht, bleibt unbeantwortet. Welches sind die bestimmten Umstände, von denen oben die Rede war?

Da es sich um einen Befall von Magen und Darm handelt, liegt es auf der Hand, sich zuerst um die Ernährungsgewohnheiten des Patienten zu kümmern. Im weitesten Sinn. Damit ist es allerdings nicht getan, wir kommen aber automatisch weiter, wenn wir einmal angefangen haben, uns näher mit ihm zu beschäftigen. Wir sind jetzt im Grenzbereich zwischen Psyche und Soma, im Gebiet der psychosomatischen Medizin. Pavel hatte sich, solange er denken kann, mit Essen, hauptsächlich Zucker, beruhigt und getröstet, in Ermangelung eines fürsorglichen Menschen. Der Vater war autoritär, beruhigen oder trösten konnte er den Jungen nur durch erneutes Anbieten der Babynahrung, und: Hinein damit! Im Laufe der Jahre wurden dann aus Milchersatz und Brei Kartoffelchips, Cheeseburger und

Süßigkeiten jeder Art. Papas Botschaft: Ein Mann weint nicht. Pussies weinen. Ein Schokoriegel hat noch keinem geschadet. Im Laufe der Jahre galt das auch für alkoholische Getränke und Nikotinzigaretten, die Schnuller der Erwachsenen. (**Siehe Kapitel »Bewusstseinserweiterung in der Cannabismedizin«**)

Cannabis und der Blick ins Unbewusste

Das Ulkus wurde wie üblich mit modernen Magensäurehemmern behandelt, sogenannten Protonenpumpenhemmern. Am bekanntesten ist das (bis 20 Milligramm pro Tablette) rezeptfrei erhältliche Pantoprazol. Das Ulkus verschwand, die Schlafstörung als Kardinalsymptom einer depressiven Erkrankung blieb. Vor zehn Jahren hatte er nach einer Fernseh-Dokumentation einen Nervenarzt aufgesucht, der ihm Medikamente gab und eine Verhaltenstherapie vermittelte: 25 Stunden bei einer psychologischen Psychotherapeutin, die gleich zu Anfang einen »Anti-Suizid-Vertrag« mit ihm abschloss. Der Nervenarzt dosierte etwa alle vier Wochen das Medikament höher oder tauschte es aus. So lernte er in einem Zeitraum von gut zwei Jahren zwei Benzodiazepine (Lorazepam und Oxazepam), diverse Antidepressiva und Hypnotika (Schlafmittel) kennen.

Die Psychologin dürfte er ähnlich erlebt haben wie früher den Vater. Besonders empathisch kann sie nicht gewesen sein. Jedenfalls fühlte sich Pavel geradezu bombardiert mit Ratschlägen, Vorgaben und Binsenweisheiten. Das Dilemma der aktuellen Psychotherapie hat schon lange vor der unendlichen Reihe von Traumatisierungen infolge Krieges, Vertreibung und Entwurzelung begonnen, mit der sie in den letzten Jahrzehnten konfrontiert wird. Damals war die Psychoanalyse die Königsdisziplin der Psychotherapie. Die Ordinarien und Chefs großer Kliniken waren obligatorisch Nervenärzte (Psychiater und Neurologen) mit dem Zusatztitel Psychoanalyse. Letzter Stand: Kaum eine psychologische Fakultät oder Nervenklinik der Bundesrepublik wird noch von einem ärztlichen Analytiker geleitet. Überall Nervenärzte ohne analytische Ausbildung und Psychologen, die Verhaltenstherapie anbieten – Verhaltenstherapie, die sich zweifelsfrei in den letzten Jahrzehnten inhaltlich und behandlungstechnisch gemausert hat, meines Erachtens aber zunehmend ihre Begrenzungen ignoriert.

Ich habe mich manchmal gefragt, ob Ärzte überhaupt noch den Anspruch anmelden dürfen, seelische Erkrankungen behandeln zu können. Freud war Arzt, ein genialer Pionier und Vorreiter. Psychotherapie ist eine ärztliche Aufgabe, und das Drängeln der Psychologen, Psychopharmaka rezeptieren zu wollen, ist grotesk. Niemand schnorchelt an der Oberfläche, wenn er auf den Grund tauchen will. Eines steht bis heute fest: Es gibt in der etablierten Psychotherapie eine einzige Methode, in der der Therapeut

Patient gewesen sein muss! Wer den »großen Zusatztitel« anstrebt, muss sich einer langen und hochfrequenten Lehranalyse bei einem erfahrenen Lehranalytiker unterziehen. Mindestens zwei- bis dreimal wöchentlich. Auf eigene Kosten und neben einer umfangreichen theoretischen Ausbildung und den Ausbildungsbehandlungen unter Supervision mindestens eines anderen Lehranalytikers. Nicht wenige erreichen vierstellige Zahlen bei den Analysestunden. Erst wenn der angehende Analytiker sich weitgehend (und damit seine unbewussten Konflikte) kennt, kann er den Schlüssel, wie Bela Grunberger ihn nennt, benutzen: das Instrument der Übertragung und Gegenübertragung. Nur wenn der Therapeut sich selbst gut genug kennt, kann er Eindrücke, Empfindungen, Szenen und Assoziationen, die er in der Arbeit mit dem Patienten bemerkt, für Deutungen nutzen.

Die Voraussetzung dafür, dass Ärzte Leistungen der »psychosomatischen Grundversorgung« bei den gesetzlichen Krankenkassen abrechnen dürfen, ist hingegen eine relativ kurze Weiterbildung, die von den Ärztekammern und kassenärztlichen Vereinigungen organisiert wird. Ich bewerte diese Zusatzqualifikation mit »besser als nichts«. Das wesentliche Instrument der analytischen Psychotherapie kann ohnehin nicht in ein paar Kursen und supervidierten Therapiestunden erlernt werden. Erst die Übertragung/Gegenübertragung gibt uns den Schlüssel in die Hand, die unbewusste Dynamik einer Begegnung (z.B. Therapiestunde) zu erkennen und dem Patienten bewusst zu machen. Die Therapiestunde ist keine Unterrichtsstunde, in der der Verhaltenstherapeut dem Patienten etwas beibringt oder erklärt. Trotz Digitalisierung und Globalisierung gleicht der Kenntnisstand der meisten Zeitgenossen einer Bankrotterklärung. Es geht so weit, dass selbst gebildete Menschen bei seelischen Störungen den Psychologen fordern. Erklärungen helfen gar nichts. Vergeudete Zeit. Habe ich oft erlebt.

Cannabis hilft bei psychischen Erkrankungen in einer Hinsicht zuverlässig: Wenn es gekonnt eingesetzt wird, können wir mehr erkennen als vorher. **Wenn sich der Patient mit der entspannenden Wirkung des gewählten Cannabinoids vertraut gemacht hat, kann er sich leichter seinen unbewussten Konflikten zuwenden.** Er wird aller Wahrscheinlichkeit nicht erleuchtet werden, aber es könnten und sollten ihm ein paar Lichter aufgehen. Viele Menschen laufen wieder und wieder im Kreis, bis sie erkennen, dass es sich um einen Kreisverkehr handelt. Niemand hat den Suchenden einen Rosengarten versprochen, es ist kein leichter Weg. Das Verlangen bleibt ja, auch wenn sie sich keinen Schokoriegel mehr reinziehen. Was tun? Ein Termin beim Cannabismediziner ist nicht die schlechteste Idee. Randbemerkung an dieser Stelle: Ich mag Lauterbach und zitiere ihn (Bundespressekonferenz): Ein guter Arzt muss alles ausprobiert haben, was er seinen Patienten verschreibt. Sehe ich auch so. Ausnahmen bestätigen die Regel.

Pavel hat mich dreimal in zwei Jahren aufgesucht. Er hatte – unter Ängsten – einige Male recht gutes Cannabis geraucht und sich wohl gefühlt, wenn er allein war. Um die autoritäre Tour zu umgehen, habe ich ihm nicht die übliche Standpauke gehalten, etwa: Du kannst doch nicht ernsthaft Verbrennungsprodukte von Tabak und Cannabis (»normaler« Joint) in deine Lunge lassen! Ich habe ihm stattdessen erzählt, wie ich im Laufe meines Lebens auf den Vaporizer gestoßen bin und ihn vorgewarnt.

Wie so oft im Leben ist der vermeintlich preiswerte Einkauf oft der langfristig teurere. **Unter den Vaporizern gibt es einige wenige, die schon lange im medizinischen Gebrauch sind, unter anderem in den Niederlanden, Spanien und den USA. Sie sind in der Anschaffung etwas teurer, halten aber lange.** Die Herstellerin (ein deutsches Familienunternehmen, das inzwischen aufgekauft wurde) bietet einen hervorragenden Service. Die Geräte können deswegen gebraucht und günstig erworben werden. Ob in Bangkok oder Amsterdam: In guten Coffeeshops steht den Kunden ein Mighty oder Volcano mit austauschbarem Mundstück zur Verfügung. Die Temperatur beim Vapen ist digital steuerbar. Manche beherrschen perfekt die Kunst des Variierens der Verdampfungstemperatur, abhängig vom Terpen-, CBD- und THC-Gehalt der gewählten Blüte.

Pavel begann, die etwa **20 %-igen Blüten einer reinen Indica** zu inhalieren. Er steigerte die Dosierung von 250 auf 500 Milligramm (= 1 Gramm = 200 Milligramm THC) täglich nach und nach auf das Doppelte. Diese Tagesdosis hat er bis heute beibehalten. Die Sorten wechselten ab. **Er bevorzugt tagsüber eine Sativa, zur Nacht bleibt er bei der Indica.** Zuerst schlief er. Wie ein Stein. Nacht für Nacht. Ich hatte ihm ein paar Bücher empfohlen – unter anderem eine Märcheninterpretation, die sich mit Einsamkeit und Entfremdung beschäftigt –, eine verlässliche Atemtechnik – und Musik: hören, dazu tanzen, sich emotional forttragen lassen. Er kam nach zehn Monaten wieder, hatte Gewicht verloren, strahlte. Er hatte vor einiger Zeit in der Tschechei eine Gärtnerlehre abgebrochen, sich an diese Grundkenntnisse aber erinnert, als ihm die Erkenntnis gekommen war, dass er seine Tage nicht im Büro verbringen könne. Er sei ein »Naturmensch«. Wie der Zufall es wollte, war er auf einer Cannabis-Messe auf eine Firma gestoßen, die »Equipment« für die Cannabiszucht entwickelt und verkauft. In wenigen Monaten hatte er sich dort auf biologische Dünger und Nährstofflösungen spezialisiert und besuchte inzwischen Züchter in ganz Deutschland, beriet sie und lernte von ihnen.

Einige Monate später berichtete er mir beiläufig, dass er sich selbstständig gemacht habe. Der Chef sei von der Profitgier befallen und habe sich als Sklaventreiber entpuppt. Er hat es etwas härter gesagt. Mir fällt ein: »Diesmal bist du nicht ins Heim abgeschoben worden.« Zucken in den Augenwinkeln. »Du bist auch keine Pussy, wenn dir die Tränen kommen.« Der Rest geht niemanden etwas an außer Pavel und mich.

Er ruft mich gelegentlich mal an. Zuletzt bot er mir einen generalüberholten Volcano an, den mittlerweile digitalisierten Mercedes unter den Vaporizern. Ein Netzgerät. Er hatte einen uralten wohl in meinem Arbeitszimmer entdeckt, ohne es sich anmerken zu lassen. »Brauchst nichts zu bezahlen, ist für lau.« Jetzt zuckten bei mir die Augenwinkel. Ich habe das Geschenk angenommen.

Kapitel 7

Kevin

Chronisches Schmerzsyndrom nach Bandscheibenvorfall und Opioid-Abhängigkeit (Tramadol)

»Wie ist die Luft da oben?«, hätte ich fast gefragt. Der neue Patient ist sehr groß. Ich bin ziemlich klein. Der Riese und der Zwerg. Der Riese heißt Kevin und hat einen frühen Termin mit mir ausgemacht, weil er Freigänger ist und zum Einschluss etwa um 18 Uhr wieder in der JVA sein muss. Mein eingebauter Zensor hat die Frage sofort umgestaltet: »Bist du über oder unter zwei Meter?« Ich falle gern mit der Tür ins Haus, versuche das aber sensibel zu tun. Kevin misst 1,97 Meter.

Wie viele hochgewachsene Menschen bekam er schon früh »Rückenprobleme«. Er war fünf Jahre alt, als seine Eltern aus Indien in die BRD einwanderten. Im Laufe der Jahre wandte er sich immer mehr dem Sport zu. Auf Grund seines starken Längenwachstums interessierten sich zwei Basketballtrainer speziell für ihn. Ob die Trainingsbelastung dann angemessen war und ausreichende Dehnungs- und Entspannungsübungen eingebaut wurden, kann nachträglich nicht mehr genau ermittelt werden.

Tramadol zum Sport

Kevins Rückenschmerzen begannen im 25. Lebensjahr und verschlimmerten sich innerhalb von Sekunden schlagartig: ein heftiger stechender Schmerz im Kreuzbein-Gebiet, der in das rechte Gesäß zog und den Oberschenkel hinab bis zum Knie. Ein MRT (Magnetresonanztomogramm = modernes, sehr genaues bildgebendes Diagnoseverfahren ohne schädliche Strahlenbelastung) zeigte zwischen dem vierten und fünften Lendenwirbelkörper eine in den Wirbelkanal verlagerte Bandscheibe. Einen vergleichbaren Befund nennen die meisten Patienten Bandscheibenvorfall, der Arzt nennt sie Protrusion, lateinisch für »Vorsprung«, und meint damit einen nicht kompletten Vorfall. Beim vollständigen Vorfall ist das verlagerte Bandscheibengewebe bereits »sequestriert«, d.h. es besteht keine Verbindung mehr zur eigentlichen Bandscheibe. Ein solcher Sequester kann scharfkantig sein.

Der vollständige Vorfall muss dann schnell operiert werden, wenn er eine Blasenlähmung oder eine Lähmung der Fußheber und -senker hervorgerufen hat, weil er die entsprechende Nervenwurzel (hier: L4/L5) mechanisch irritiert oder sogar durchtrennt. Der Patient wird dann in Bauchlage und Vollnarkose operiert: Die entsprechende Etage der Wirbelsäule wird freigelegt und der Druck von der Nervenwurzel genommen.

Bei Kevin bestand also ein unvollständiger Vorfall. Dessen Behandlung ist in der Regel konservativ: professionelle Physiotherapie mit dem Ziel, die Rückenmuskulatur aufzubauen, um Druck von der verlagerten Bandscheibe zu nehmen. Da Kevin inzwischen Leistungsträger einer erfolgreichen Basketball-Mannschaft war, legten Trainer und Vereinsvorstand großen Wert auf seine Genesung. Kurz: Kevin bekam eine ungewöhnlich intensive Physiotherapie unter Anleitung eines Facharztes für physikalische und rehabilitative Medizin.

Vielleicht wäre es ihm besser ergangen, wenn er nur das physiotherapeutische »Standardprogramm« der gesetzlichen Krankenkassen bekommen hätte: normalerweise sechs Einheiten Physiotherapie in drei Monaten, die in begründeten Fällen verdoppelt werden können. Das Maximum an kassenüblicher ambulanter physiotherapeutischer Therapie: ein Quartal lang jede Woche eine halbe Stunde manueller Behandlung und Bewegungsübungen. Manchmal im Bewegungsbad. Es muss aber berücksichtigt werden, dass der Patient sich aus- und ankleiden muss. Dies kann bei Schmerzpatienten lange dauern. Dann werden aus 30 Minuten Behandlung 20.

Wäre Kevin dann aber von der Physiotherapeutin allein behandelt worden, hätte die Behandlung hinsichtlich ihrer Wirksamkeit auch unverfälscht beurteilt werden können. Bei Kevin ging es aber nicht nur um Schmerzfreiheit allgemein, sondern darum, dass er im Basketball-Team als zentraler Spieler so schnell wie möglich wieder eingesetzt werden konnte. Also zog der Facharzt (Vereinsmitglied) alle Register und verordnete Kevin von Anfang an Tramadol, ein Opioid, das bis heute auf normalem Rezept verordnet werden kann, weil es nicht unter das Betäubungsmittelgesetz fällt. Es ist bei Sportlern sehr beliebt, weil es den typischen bei Überlastung auftretenden Schmerz kurz ausschaltet, der durch Übersäuerung der Muskulatur entsteht. Für Kevin eine fatale Entscheidung.

Pharma-Imperien auf dem Weg zum Cannabismonopol

Tramadol wurde in den 70er Jahren als Tramal von der Firma Grünenthal auf den Markt gebracht, und wurde massiv mit unhaltbaren Versprechen beworben: keine Abhängigkeit trotz starker Wirksamkeit. Begründung: keine euphorisierende Wirkung. Derartige bewusst irreführende Werbestrategien waren damals nicht ungewöhnlich. In den frühen 80ern brachte beispielsweise die Firma Böhringer das Opioid Buprenorphin als Temgesic mit den gleichen Versprechungen auf den Markt. Heute wissen wir, dass es sehr schnell Abhängigkeit erzeugt. Es ist etwa zehnmal so stark wie Heroin und fällt seit Mitte der 80er unter das Betäubungsmittelgesetz. Tramadol nicht. Dies ist allerdings auch wesentlich schwächer.

Exkurs: Bereits vor einigen Jahrzehnten war der Name Grünenthal in aller Munde, weil auch Contergan (Thalidomid) von Grünenthal (als rezeptfreies Beruhigungs- und Schlafmittel) entwickelt worden war und zur Produktpalette gehörte. Gegen Lepra wird es heute noch eingesetzt. Es verursachte bei den Kindern der Frauen, die es in der Schwangerschaft eingenommen hatten, schwerste Missbildungen. Über die Art und Weise, wie Firma Grünenthal ihre Schuld anerkannte und ein Heer von Contergan-Patienten zu entschädigen versuchte, kann sich jeder selbst ein Bild machen. Es gibt genügend Material und sogar einen Film.

Ich will nur betonen: Die Pharma-Imperien sind mächtig, sehr oft skrupellos und derzeit dabei, nach Möglichkeit weltweit die Produktion alter und neuer Cannabisprodukte exklusiv an sich zu reißen. Mit Hilfe der Administration und der niedergelassenen Pharmazeuten (Apotheker) sind sie in Deutschland auf dem besten Weg zum Cannabis-Monopol, wenn kein Widerstand geleistet wird. Manche Firmen haben meines Erachtens jedes Recht verloren, für sich und ihre Produkte zu werben, da sie wiederholt mit korrupten und unmoralischen Strategien Menschen gefährdet, ihnen geschadet und einige sogar getötet haben.

Es darf an dieser Stelle aber nicht verschwiegen werden, dass die pharmazeutische Welt in Bewegung geraten ist: Bereits 2018 verzichtete der erste deutsche Apotheker auf exklusive Aufschläge, verkaufte Cannabis zu fairen Preisen sowohl in seiner Apotheke als auch im Versand und wurde postwendend von den Kollegen gemobbt. Ein findiger Kollege wies ihm nach, dass er – Flüchtigkeitsfehler! – in seinem Antrag auf eine Lizenz für den Cannabisverkauf vergessen hatte, ein Kreuzchen bei »Versandhandel« zu machen. Er wurde gerügt, bis zur Abklärung mit einem Versandverbot und einer Geldbuße belegt und verlor Einkünfte. Inzwischen gibt es spezialisierte Apotheken, die mit fairen Preisen und fachkundiger, ehrlicher Beratung das Bild der Branche zu verbessern helfen. Noch hilfreicher scheint mir aktuell das Bemühen eines Berliner Pharmakonzerns zu sein, eine Akademie einzurichten, in der Fortbildungen für Ärzte und Apotheker organisiert und angeboten werden. Erfahrene Ärzte und Apothekerinnen sollen dadurch befähigt werden, Cannabis effektiv einzusetzen.

Kevin bekam Tramadol, anfangs 100 bis 150 Milligramm am Tag, die übliche Dosierung. Nach einigen Monaten, in denen er Stammspieler wurde, nahm er das Fünf- bis Zehnfache der Anfangsdosis. Er sei »wie ein Zombie« unterwegs gewesen: Benommenheit, Gleichgewichtsstörungen,

Appetit- und Schlaflosigkeit und – besonders lästig – eine hartnäckige Obstipation, landläufig Verstopfung genannt, eine unvermeidliche Nebenwirkung der Opiate und Opioide, begleiteten ihn.

Dann, an einem lauen Sommerabend, die Schlüsselszene. Kevin war das Tramadol ausgegangen, ein Freund hatte reines braunes Heroin aus dem Internet bestellt und geliefert bekommen. »Einmal ist keinmal«, das ist bei Heroin ein gefährlicher Irrtum. Bei disponierten Menschen (Opiattyp der Suchtkranken, siehe Kapitel »Sucht«) ist die Euphorie bei der ersten intravenösen Gabe von reinem Heroin derartig überwältigend, dass lebenslang die Sehnsucht nach dem ersten Schuss fortbesteht. Denn schon der zweite enttäuscht im Vergleich zum ersten. Der Preis ist also viel zu hoch. Reines Heroin ohne Konsum sonstiger Substanzen löst sehr schnell eine körperliche Abhängigkeit aus, richtet aber im Gegensatz zu Alkohol und Nikotin keine gravierenden körperlichen Schäden an. Der Entzug ist unangenehm, in der Regel aber ungefährlich. Es droht kein Delirium tremens wie bei Alkohol und Benzodiazepinen.

Kurz: Kevin hing an der Nadel, die Kosten für einen Tag ohne *»turkey*[11]« wuchsen, er musste Heroin strecken und weiterverkaufen. Er wurde erwischt. Die beschlagnahmte Menge war beträchtlich. Es gab keine Bewährung, aber zum Glück eine gute Ärztin in der Justizvollzugsanstalt, die mit uns kooperierte, sodass er einen *warmen Entzug*[12] machen, also bei schrittweiser Reduzierung der Tramadol-Dosis die Cannabis-Dosis erhöhen konnte. **Unter viermal 250 Milligramm 22 %-iger Blüten einer Indica per Vaporizer-Inhalation** vergaß Kevin irgendwann die letzte Tramadol-Dosis (50 Milligramm) und bezifferte seine Schmerzintensität mit 2 bis 3: »gut erträglich«. Ein Mitgefangener arbeitete mit ihm im Kraftraum: Kräftigung der langen Rückenstrecker usw.

Substanzmissbrauch, Abhängigkeit und Sucht

Kevin hat mich vor einem Jahr angerufen. Es ginge ihm gut. Er spiele wieder Basketball, sei clean. Den Verein hatte er verlassen. Es war ihm im Laufe der Zeit klar geworden, dass hinter der Kameraderie und Jovialität der Sportfreunde nichts weiter steckte als gnadenloses gegenseitiges Pushen: Die Leistung muss ohne Rücksicht auf das Verletzungsrisiko gebracht werden.

---

[11] *turkey,* Affe: Szenejargon für Entzugserscheinungen. Wer keine Vorstellung davon hat, höre »Cold turkey« von John Lennon. John war das gleiche Missgeschick passiert wie jetzt Kevin. Die kalte Truthahnhaut quälte ihn mit allen Begleiterscheinungen, als er sich im Dakota-Haus, zeitweise paranoid hinter der Wandvertäfelung, vom Heroin entzog.

[12] warmer Entzug: schrittweiser Entzug der Abhängigkeit erzeugenden Substanz

Cannabis nehme er manchmal am Feierabend mit Freunden, nicht mehr regelmäßig.

In den vergangenen Jahren litten etwa 30 Prozent meiner Patienten unter chronischen Schmerzen und hatten ähnliche Erfahrungen gemacht wie Kevin. Auch bei ihnen hatte das Leiden meistens mit Rücken- oder Kreuzschmerzen begonnen, wobei mit »Kreuz« das Kreuzbein (*Os sacrum:* der »heilige Knochen«) gemeint ist. Das Kreuzbein ist entwicklungsgeschichtlich aus der Verschmelzung der unteren Wirbel entstanden, vervollständigt den Beckenring und geht nach unten in das Steißbein über. Die Anatomie der Wirbelsäule ist allerdings für den Vierbeiner ausgelegt. Der Evolutionsschritt hin zum aufrechten Gang deckt eine anatomische Schwachstelle auf: Die erhöhte Druckbelastung beim Aufrichten betrifft nicht nur Hüft- und Kniegelenke, sondern auch die unteren Nervenwurzeln, vor allem die zwischen Kreuzbein und unterem Lendenwirbel und die in der Etage darüber.

Wenn Substanzmissbrauch, Abhängigkeit und Sucht beim Krankheitsbild eine Rolle spielen, wie bei einem großen Teil der alten Patienten mit *Polyarthrose*[13], **steht die Abhängigkeitsproblematik so gut wie immer an erster Stelle.** Sucht ist grundsätzlich eine schwere chronische Erkrankung mit schlechter Prognose. Wir sollten sie als Selbstheilungsversuch des Individuums zu verstehen versuchen, um mit Persönlichkeits-, Angst- und depressiven Störungen leben zu können (mehr dazu im Kapitel »Sucht«).

Was immer wieder vergessen oder verschwiegen wird: **Die meisten »Drogentoten« sterben am Mischkonsum.** Crystal Meth (Metamphetamin) ist die Killerdroge der Leistungsgesellschaft. Luxus-Speedfreaks leisten sich das teure Kokain und reden dabei den gleichen Blödsinn ohne Punkt und Komma wie der Junkie mit der Crackpfeife. Ich bin davon überzeugt, dass Cannabis auf lange Sicht das gesellschaftliche Klima nachhaltig verbessern wird, wenn wir es aus der Schmuddelecke befreien. Den Biertrinkern an den Stammtischen, auf den Schützen- und Oktoberfesten dieses Landes wird es nicht passen, den Gourmets mit den Riechkolben im Weinglas auch nicht. Ignorieren wir sie einfach. Sie bevorzugen eine andere Droge, die ihnen die Hemmungen nimmt, mit anderen Menschen in Kontakt zu kommen.

Cannabis verursacht keine körperliche Abhängigkeit und nur selten eine seelische.

---

[13] Polyarthrose: Verschleißerkrankung (»Verkalkung«) mehrerer Gelenke. Am häufigsten sind die Hüft- und Kniegelenke betroffen.

Kapitel 8

Carla

Ein alter kranker Mensch

Ich könnte hier die Diagnose nennen: chronifiziertes Schmerzsyndrom, fortgeschrittene Polyarthrose, Alkoholismus, reaktive Depression. Ich werde an dieser Stelle aber nicht erneut über Depression, Schmerzbehandlung und Sucht schreiben, sondern über **Carla – als Beispiel für alte Menschen, die in der Regel an einer oder an mehreren chronischen Erkrankungen leiden, wenn sie den Arzt aufsuchen.**

Fangen wir mit der Arthrose an, dem Gelenkverschleiß. Erfahrungsgemäß verkürzt die degenerative Gelenkerkrankung (Arthrose = Gelenkverschleiß, -verkalkung) als solche die Lebenserwartung nicht direkt. Indirekt verkürzt sie diese aber unbehandelt sehr häufig! Eine Knie- oder Hüftgelenksarthrose schränkt die Beweglichkeit des Menschen umso mehr ein, je schmerzhafter sie ist.

Je weniger ein alter Mensch sich aber bewegt, desto schneller läuft seine Lebenszeit ab: oberflächliche Thrombosen, Gewichtszunahme durch Verfettung (Leber!), Muskelabbau usw. Aus der Bein- oder Beckenvenenthrombose kann sich Gerinnselmaterial losreißen und in der Lungenstrombahn ein großes Gefäß verschließen. Diesen Zustand nennen wir Lungenembolie. Er ist lebensbedrohlich, endet oft tödlich.

Der Arzt wird seinen Therapievorschlag also nach dem Ausmaß der Arthrose und der Schmerzen gestalten. Dafür steht ihm heutzutage eine technologisch weit entwickelte Diagnostik zur Verfügung. Hauptsächlich CT, MRT und Sonographie, mit denen sich Befunde objektivieren lassen. Die Schmerzintensität hingegen können wir bis heute nicht messen. Üblicherweise wird der Patient gebeten, seine Schmerzen mit einer Zahl zwischen 0 und 10 zu beziffern, wobei 0 Schmerzfreiheit bedeutet.

Ähnliche Befunde, verschiedene Behandlungswege

Noch eine vermeintliche Selbstverständlichkeit: Wir behandeln keine Krankheiten, sondern Menschen. Bei Patient A wird ein Hüftgelenk, dessen Gelenkspalt schon teilweise durch Kalkablagerungen verschmälert ist und das reaktiv bereits einen Erguss aufweist, zu einem milden Schmerzsyndrom führen. Dieses behandelt er selbst erfolgreich mit Krankengymnastik, Ibuprofen und Teufelskrallenwurzel als Abkochung, dass er weitgehend schmerzfrei leben kann, ohne seinen Bewegungsradius einzuschränken. Die gesetzliche Krankenversicherung bezahlt ihm sechs halbstündige Behandlungen in drei Monaten (!) bei der Physiotherapeutin, die seine Hüfte etwas massiert und durchbewegt. Fünf Minuten werden allein für das Ausziehen benötigt.

Patientin B hat einen sehr ähnlichen Röntgenbefund. Sie ist finanziell besser aufgestellt als Patient A. Sie hat eine lange Akupunkturbehandlung bei einer chinesischen Ärztin hinter sich, hat diverse Physiotherapeuten aufgesucht, aus eigener Tasche bezahlt und eine Rohkostdiät nach Bruker versucht. Ihre Schmerzen nahmen jedoch kontinuierlich zu, lagen ohne Schmerzmittel auf der o.g. Schmerzskala bei 7 bis 8. Sie suchte Hilfe bei einer Ärztin für Anästhesie, die sich auf Schmerzbehandlung spezialisiert hat. Inzwischen nimmt sie pro Tag zweimal 200 Milligramm Tilidin in der verordnungsfähigen Kombination mit 16 Milligramm Naloxon. Tilidin ist ein starkes Opioid, das nur in Kombination mit dem Antagonisten Naloxon auf Normalrezept verordnet werden kann. Damit wird die Obstipation (»Verstopfung«) und die Atemlähmung bei Überdosierung vermieden.

400 Milligramm Tilidin sind eine hohe Dosis eines starken Opioids[14]. Patientin B heißt hier Carla.

Carla kam im Winter 2017 zu mir, eine leicht übergewichtige, 65-jährige Frau, sportlich, in dezenten Farben gekleidet. Weil wir schon miteinander telefoniert haben, weiß ich bereits, dass sie evangelische Pastorin und verwitwet ist. Ihr Mann hatte den gleichen Beruf. Sie benötigt etwa fünf Minuten von der Haustür bis zum Praxiseingang, der im ersten Stock liegt, knapp 20 Treppenstufen hoch. Sie ringt wenig nach Luft, stöhnt aber leise vor Schmerzen. Mit einem Gehstock entlastet sie das rechte Bein.

Den Termin hat ihr einziges Kind mit mir vereinbart, Bastian, einer meiner ersten Patienten nach der Legalisierung von Cannabis als Medikament im März 2017. Bastian hatte unter einem chronischen Tinnitus

[14] Reines Tilidin fällt unter das Betäubungsmittelgesetz. Die Kombination mit Naloxon kann aber in Deutschland normal rezeptiert werden. Reines Naloxon ist gebräuchlich in der Anästhesie und Notfallmedizin. Bei einer drohenden Atemlähmung infolge Überdosierung des Opiats injiziert der Arzt Naloxon intravenös. Meiner Ansicht nach gilt es, beides zu beachten: Die Kombination beider Substanzen in der Tablette/Kapsel und in Tropfen kann halbwegs begründet werden. Allerdings wäre sie wohl nie auf den Markt gekommen, wenn die Pharmalobby nicht ihre korrupte Macht ausgespielt hätte. Tilidin wirkt stark euphorisierend, ist ein Verkaufsschlager, und die Naloxon-Zugabe ermöglicht die Abgabe in den Apotheken auf normalem Rezept (unter Vermeidung des BTM-Rezeptes). Es verursacht in vielen Fällen eine starke körperliche Abhängigkeit.

(Ohrgeräusch) gelitten, der auf Cannabis gut ansprach. Vor nicht langer Zeit waren Fotos und ein paar Zeilen aus Uganda gekommen. Bastian lebt und arbeitet dort seit geraumer Zeit als Musiker. Er ist mit einer Uganderin verheiratet. Die beiden sind zum ersten Mal Eltern geworden.

»Fliegst du zur Taufe oder kommt Bastian mit deiner Schwiegertochter und dem Enkelkind? Du kannst es ja selbst taufen!« – Carlas Schmerzen scheinen abgenommen zu haben. Sie hat sich auf den harten Stuhl mit der geraden Lehne Platz gesetzt. Patienten mit Wirbelsäulen- und Hüftbeschwerden bevorzugen ihn meistens, weil sie aus dem bequemen Sessel schwerer aufstehen können. Sie lächelt.

Bei der körperlichen Untersuchung fällt mir ein schwacher Alkoholgeruch auf. Deodorant? Die Leber ist etwa einen Querfinger unter dem Rippenbogen tastbar, scheint mir verhärtet zu sein. – »Ich weiß ja gar nicht, ob ich das Kind überhaupt taufen will. Selbst wenn die beiden es unbedingt wollen.« Carla zögert, sagt dann: »Ich bin ein bisschen wackelig geworden im Glauben.« Ich wende mich der Untersuchung ihrer Hüftgelenke und Knie zu. Sie hat Röntgenbilder mitgebracht und Laborbefunde der letzten Monate.

Alkohol und Medikamente gegen den Schmerz

Carla hat Theologie studiert, einen Kommilitonen geheiratet und mit ihrem Mann gemeinsam eine mittelgroße Gemeinde in Niedersachsen betreut. Sie war 36, er 38, als das Pastorenehepaar Bastian bekam. Anfangs war sie bei ihrem Sohn geblieben, danach teilte sie sich die Arbeit in der Kirche, im Altersheim und in der Gemeinde mit ihrem Mann. Den anfallenden Religionsunterricht in der Gesamtschule und für die Konfirmanden übernahm Carla allein, während ihr Mann sich mehr um Bastian kümmerte. Der Tod ihres Mannes vor fünf Jahren traf Carla unvorbereitet. Er erlitt auf dem Weg zu einem Trauerfall einen Herzinfarkt.

Bastian verließ sie ein Jahr später. Er hatte seinen Platz in einer internationalen Band aus Uganda und im Leben gefunden. Sie selbst sei nach dem Tod ihres Mannes »in ein Loch gefallen«, habe kaum ein- und nicht durchschlafen können. Dann kam der Schmerz. Körperlich. In den Finger- und Handgelenken, in beiden Hüften und im rechten Knie. Wenig später kamen Rückenschmerzen hinzu.

Die mitgebrachten Röntgenbilder zeigen weit fortgeschrittene degenerative Veränderungen in den schmerzhaften Gelenken – durch kalkige Ablagerungen verschmälerte Gelenkspalten und sogenannte Randzacken. In den Zwischenwirbelbereichen sind nicht nur die Zwischenwirbelgelenke betroffen, sondern die unteren Bandscheiben bewegen sich schon in Richtung Wirbelkanal und damit in Richtung der jeweiligen Nervenwurzeln. »Ich lebe in der Angst, dass die Bandscheibe vorfällt, den Nerv quetscht und ich nicht mehr laufen kann. Ich bin allein. Mein Mann ist tot und mein Sohn in Afrika. Ich würde Hilfe brauchen. Das ist Neuland für mich. Ich habe immer anderen geholfen.«

Ich konzentriere mich zuerst auf die Schmerzbehandlung. Den schwachen Alkoholgeruch möchte ich nicht ignorieren. Ich komme – medizinisch gesehen – aus einer Zeit, in der die apparative Medizin nicht annähernd so entwickelt war wie heute. Ich habe gelernt und verinnerlicht, mich auf meine Sinne zu verlassen. Ich muss dem Befund also nachgehen, um nichts Wesentliches zu übersehen. Gleichzeitig bemühe ich mich, Carla nicht zu kränken. Sie nickt heftig, als ich meine Vermutung äußere: »Kann es sein, dass das Tilidin die Schmerzen nicht ausreichend lindert und du mit Alkohol versuchst, die Wirkung zu verstärken?«

Carlas Kopfnicken hätte nur die Schmerzintensität bestätigt, wenn es nicht den Tastbefund am rechten Rippenbogen und die mitgebrachten Laborzettel der letzten Monate gegeben hätte. Die sogenannten Transaminasen waren deutlich erhöht, meistens ein Hinweis auf eine entzündliche Reaktion des Lebergewebes bei bereits beginnendem Umbau: erst Fettleber, später bindegewebiger Umbau zur Leberzirrhose (Schrumpfleber). In der Schrumpfleber wächst häufig das berüchtigte Leberzellkarzinom. Fast immer steckt dahinter eine toxische Belastung der Leber durch Alkohol oder Medikamente.

Carla hatte beides kombiniert, und sie hatte eine Vorgeschichte: Zu Beginn ihres Theologiestudiums begann sie, süchtig zu trinken. Als sie bemerkte, dass sie einen konstanten Alkoholspiegel brauchte, um Entzugssymptome wie übermäßiges Gähnen, Schwitzen, Unruhe und Zittern zu kompensieren, besuchte sie auf Anraten eines Freundes einige Treffen der Anonymen Alkoholiker. Sie habe dort Verständnis und Kompetenz gefunden, sei schnell trocken geworden. Als die Schmerztherapeutin und der Orthopäde ihr vorschlugen, das rechte Hüftgelenk durch eine Prothese zu ersetzen, habe sie »vor Schreck« erneut zu trinken begonnen und das Mühlrad wieder in Gang gesetzt: Dosissteigerung, Wesensveränderung, Scham. Kurz: Rückfall.

Alkoholentzug und CBD-Behandlung

Mittlerweile benötigte sie schon mindestens ein Glas Wodka, um die Entzugssymptome zu beherrschen. Bastian hatte ihr einen Behandlungsversuch mit Cannabis in Form von Spacecakes organisiert, einem Gebäck, bei der Cannabisbutter oder Haschisch verwendet wird. Ihr sei übel geworden, und das Herz habe gerast. Bastian vermutete, dass sie die Kombination Alkohol/Cannabis nicht vertrage. Ich kann bestätigen, dass dies bei den meisten Menschen der Fall ist.

Bei Bastian hatte sie aber beobachten können, wie er trotz einer längeren ambulanten Infusionsbehandlung beim HNO-Arzt keinerlei Besserung der Ohrgeräusche erreicht hatte, dann Cannabisblüten mit einem Mini-Inhalator (Vaporizer) inhalierte und inzwischen beschwerdefrei war. Deswegen suchte sie mich auf.

Ich fasse zusammen: Carla wird nach dem Herztod des Ehemannes und dem Umzug des Sohnes nach Afrika bewusst: 1. Ich bin einsam und traurig. 2. Mein Bewegungsapparat (Knochen, Muskeln, Sehnen, Gelenke und ZNS) ist überdurchschnittlich schnell gealtert. 3. Ich habe sehr starke Schmerzen in mehreren Gelenken und bekomme inzwischen starke Schmerzmittel, die mir kaum helfen. Sie belasten aber den gesamten Organismus, bei mir hauptsächlich die Leber. 4. Ich bin Alkoholikerin, also suchtkrank und nach dem Tod meines Mannes rückfällig geworden. Derzeit bin ich Spiegeltrinkerin (Delta-Alkoholismus) und strebe eine Schmerzbehandlung mit Cannabis zulasten meiner Krankenkasse an, weil Cannabis hinsichtlich der Leberbelastung zu vernachlässigen und insgesamt als pharmakologisch sehr sichere Substanz zu betrachten ist. Die Behandlung neuropathischer Schmerzen mit Cannabis gilt wissenschaftlich als evidenzbasiert.

Der erste Behandlungsschritt war es also, so schnell wie möglich vom Alkohol abstinent zu werden. **CBD verträgt sich im Gegensatz zum THC mit Alkohol und erleichtert den Alkoholentzug.** So reduzierte Carla ihre tägliche Alkoholmenge zügig und begann gleichzeitig die Cannabinoid-Behandlung in ansteigender Dosierung mit 99,9 %-igem CBD-Isolat, das sie ihren Nahrungsfetten zufügte. Anfangs ein halbes, später bis zu drei Gramm täglich. Gleichzeitig ließ sie sich einmal pro Woche eine zweistündige TTM mit CBD-Öl durch eine erfahrene Masseurin geben. **Es dauerte keine drei Wochen, bis sie vom Alkohol abstinent war.** So konnten wir das Tilidin langsam reduzieren und gleichzeitig mit THC beginnen – **in Form von etwa 20 %-igen Blüten als Vaporizerinhalation.**

Mit den Schmerzen leben

Carla lebt heute in Uganda und Niedersachsen, nach Möglichkeit jeweils ein halbes Jahr. Den Winter verbringt sie möglichst in Uganda beim Sohn, der Schwiegertochter und der Enkelin. Im Dorf kennen sie viele. Sie ist nicht mehr einsam. In der Wärme schmerzen die Gelenke weniger. Sie nimmt täglich Cannabis, einen Hybriden, der im Dorf ihrer Kinder angebaut wird. Unter dem Ortsschild steht: »You are now entering stress free zone. Good vibes only. Karibuni sana.« Carla hat einen Weg gefunden, mit ihren Schmerzen zu leben.

Im Sommer mischt der Schamane im Dorf ihrer Schwiegertochter einige heimische Wurzeln, Rinden, Blätter, Blüten zu einem Tee, der fiebersenkend und schmerzstillend ist. Dreimal täglich eine Tasse. Die Schwiegertochter verabreicht ihr abends Lehmpackungen auf die Knie- und Handgelenke. Die Wärme hilft ohnehin sehr, die blockierten Muskeln zu lösen. Zusätzlich zur Physio- und Phytotherapie vaporisiert sie das im Dorf gezüchtete Marihuana. Sie hat es in Deutschland untersuchen lassen: **16 % THC, fast 2 % CBD, pestizidfrei. Sie benötigt etwa ein bis zwei Gramm täglich.**

In Deutschland fehlen ihr das trockene, warme Klima und die Wärme des Familienlebens. Auf Anraten ihres Hausarztes hin nimmt sie THC oral in Form von Dronabinol-Tropfen. **Vorsicht: Die Wirkung bei oraler Gabe von THC (z.B. Dronabinol) als Tropfen, Gebäck, in Süßigkeiten und Getränken ist im Regelfall deutlich stärker als bei der Inhalation. Alte Menschen benötigen eine deutlich geringere Dosis.**

Mittlerweile liegt Carla auf der Schmerzskala bei 2 bis 3. Manchmal gibt es Schmerzattacken: Ohne Vorwarnung pfropft sich dann auf den dumpfen Dauerschmerz ein durchdringender heller Schmerz auf. Es kommt selten vor. Wenn sie es gar nicht aushält, nimmt sie 50 Milligramm Tilidin (kombiniert mit Naloxon).

Ihre Glaubenskrise hat sie bisher nicht wieder erwähnt.

»Altern ohne Cannabis ist möglich, aber unnötig«

In Uganda gibt es wie in anderen Schwellenländern keine Altersheime europäischen oder amerikanischen Zuschnitts. Es gibt Lebensgemeinschaften älterer Menschen, Großfamilien und Kirchen, Moscheen oder Tempel, in denen Zuflucht gesucht werden kann. Aber hotelähnliche Anlagen, in die so viele Menschen hineingequetscht werden, wie es nur geht, und in denen es schon im Eingangsbereich nach Urin riecht und in denen niemand lacht, außer auf Kommando bei der Weihnachtsfeier: Die gibt es in Uganda nicht. Oder so selten, dass sie nicht ins Gewicht fallen.

Es wird in der Nordhälfte der Erde allerdings nicht ohne Altersheime gehen, zumindest so lange nicht, bis die Erde unter Wasser steht und die Menschheit ertrunken oder verdurstet/verhungert ist. Aber bis dahin könnten die Betreiber den alten Menschen wenigstens etwas Respekt entgegenbringen und optimale Lebensbedingungen für sie schaffen. Helle Einzelzimmer mit Futons (auf Podesten wegen der Personal-Wirbelsäulen) und Terrasse, genügend freundliches, gut bezahltes Personal, zu jeder Zeit freier Zugang zum Cannabis-Depot: Tee, Gebäck, Joints, Vaporizer und verschiedene Füllungen. Selbstverständlich können die Bewohner sich jederzeit besuchen und beieinanderbleiben, wenn die Beteiligten es wollen. Also endlich normale Verhältnisse nach einem Jahrhundert Käfighaltung und Folter.

Alten Menschen muss wenigstens die Möglichkeit eröffnet werden, jederzeit Cannabis konsumieren zu können. Die lebenslange Gehirnwäsche hat bei der schweigenden Mehrheit ihre Wirkung nicht verfehlt. Deswegen gestattet sie sich die Linderung nicht, die Cannabis bewirken kann, also Linderung der üblichen Altersbeschwerden: Arthroseschmerz, Niedergeschlagenheit, Schlaf- und Appetitlosigkeit usw. Könnte eine Plakataktion helfen? »Altern ohne Cannabis ist möglich, aber unnötig.«

Cannabis als ideales Mittel

Ob alt oder jung: Der Genuss von Cannabis wird bei den meisten ein stärkeres Bewusstsein dafür schaffen, dass sie Zuwendung, Nähe und Zärtlichkeit benötigen. Es ist naheliegend, sich an Menschen zu wenden, die sich für den gleichen Weg entschieden haben, und die Entwicklung von Dating-Portalen für Cannabiskonsumierende weist in diese Richtung. Der Schock der Realität lässt sich bei diesem Verfahren natürlich nicht vermeiden. Geht es aber nicht auch ohne Display, bearbeitete Portraitfotos und den Schock? Wenn wir voll und ganz begreifen, dass wir bedürftig nach Zuwendung und Liebe sind und nicht nach Handys, Influencern, Serien und Programmen, entspricht dies einer Revolution. Am Ende könnte Tommy Chong Recht haben: »Marijuana is the drug against war«.

Die weibliche Cannabispfanze wird manchmal idealisierend »grüne Göttin« genannt. Den Rastafaris und hinduistischen Sadhus gilt sie als heilig. Sie ist andererseits von der Mehrheit der Menschen seit den 50er Jahren extrem abgewertet worden (Einstiegsdroge, Teufelsdroge, Ausdruck moralischer Minderwertigkeit usw.).

Wir befinden uns gerade in einer Übergangsphase, sollten auf der Hut sein und bei den Tatsachen bleiben. Tatsache ist, dass eine moderne und somit menschengemäße Altenpflege durch Cannabis überhaupt erst ermöglicht wird. **Für einen großen Teil der alten Menschen ist Cannabis ein ideales Mittel.**

Ein Gang durch ein typisches »ordentliches« deutsches Altersheim unterscheidet sich derart stark vom Besuch eines israelischen oder (in Einzelfällen auch schon) schwedischen Heims, dass man sich fragt: Warum, zum Teufel, werden die alten Menschen hierzulande noch der Folter der Standardbehandlung unterworfen: Entmündigung im weitesten Sinn, Zwangsunterbringung in Mehrbettzimmern, Verbote statt Angebote und Personalmangel in allen Bereichen? Wer will schon in einer deprimierenden, schlecht riechenden Umgebung ständig überfordert werden?! Wer will hier seine letzte Lebenszeit verbringen?

Wer würde hier nicht leben wollen? *Diese* Frage macht neugierig. Ich habe im Frühjahr 2023 eine Hotelanlage (Resort) im Isan entdeckt und dort ein paar Wochen gewohnt. Sie wird derzeit als B&B-Pension genutzt. Ein See gehört dazu, ein schöner alter Baumbestand, Pavillons, die eine Bäckerei, einen Coffeeshop und ein gutes Massageangebot beherbergen können, und ein Restaurant. Seither arbeite ich daran, Investoren und Mitstreiter zu finden, um dort eine Wohn-, Lebens- und Arbeitsmöglichkeit für Menschen guten Willens zu organisieren. Gleichgültig, ob sie pflegebedürftig oder auf der Suche nach einer Aufgabe sind. Tempel, Schulen und Kitas sind in der Nähe, ein Einkaufszentrum und Pham Khon, eine aufstrebende kleine Stadt mit allen Möglichkeiten, liegt 6 km entfernt. Näheres dazu auf unserer Website *cbd-thaimassage.de.*

Kapitel 9

Bewusstseinserweiterung in der Cannabismedizin

Ich habe lange gerätselt, warum Cannabis als Medikament einerseits von Schmerzpatienten und andererseits fast zu gleichen Teilen von Menschen mit ADHS, PTBS und Erkrankungen des depressiven Formenkreises (inklusive der aktuellen Verniedlichungen wie »Burn-out-Syndrom«) und partiell auch mit Long-COVID-Erkrankungen benutzt wird.

Cannabis ist kein Schmerz- und kein Beruhigungsmittel. Auch kein Antidepressivum und kein Psychostimulans. Mir ist kein Medikament bekannt, das ein ähnlich weites Wirkspektrum aufweist und keine obligatorischen Nebenwirkungen hat. Um dieses Phänomen zu verstehen, ist es natürlich hilfreich, sich über die Physiologie der Endocannabinoide kundig zu machen. Wir verstehen dann theoretisch, wie von außen zugeführte Cannabinoide in den Stoffwechsel der körpereigenen Cannabinoide (Endocannabinoidsystem) eingreifen.

Das Endocannabinoidsystem kann inzwischen als weitgehend erforscht gelten. Es ist etwas schwieriger zu verstehen als das *Endorphinsystem* [15], geht

---

[15] Endorphinsystem: Die Älteren werden sich erinnern: Es begann in den 70ern und benötigte letztlich Jahrzehnte, um das Endorphinsystem zu erforschen und die konkreten Auswirkungen dieser Entdeckung im medizinischen Alltag beobachten zu können. Ich habe im Wintersemester 1969/70 begonnen, Medizin zu studieren. Sterben fand damals und auch in den späteren Jahren noch sehr oft unter menschenunwürdigen Umständen statt: im Bad oder Abstellraum der Station. Schmerzpatienten (z.B. Patienten mit ausgedehnter Knochenmetastasierung) litten unter der ängstlich-knauserigen Haltung der etablierten Medizin Opiaten und Opioiden gegenüber. Damals war es nicht ungewöhnlich, in Krankenhäusern die Schreie der Schmerzpatienten zu hören.

Dies besserte sich im Laufe der Jahre. Die Entdeckung des Endorphinsystems ermöglichte eine Palliativ- und Schmerzmedizin, die heute den meisten Schwerst- und Todkranken helfen kann. Hospize wurden gegründet. Sterben findet immer noch weitgehend im Verborgenen statt, hat aber viel von seinem Schrecken verloren. Tiefenpsychologisch hat dabei das inzwischen auch im Kollektiv verankerte Bewusstsein eine wesentliche Rolle gespielt, dass der menschliche Körper ständig hochpotente Opioide produziert, dass also Opioide im Körper vorkommen und bei starken Traumata ausgeschüttet werden, sogenannte Endorphine. Betroffene beschreiben übereinstimmend ihre Verwunderung: Nach unfallbedingten Amputationen (Kreissäge) oder massiven Quetschungen (Eisenbahnpuffer) seien anfangs keine Schmerzen aufgetreten, sondern erst während des Transportes ins Krankenhaus. Die Erforschung des Endorphinsystem ermöglicht ein vollständiges Verständnis dieser klinischen Beobachtungen. Heute werden Schmerzpatienten ausreichend hoch dosiert. Moderne Opioide wie Fentanyl und Buprenorphin ermöglichen Schmerzfreiheit auch in extremen Situationen.

Inzwischen kann auch das Endocannabinoidsystem als weitgehend erforscht gelten. Es ist etwas schwieriger zu verstehen als das Endorphinsystem, geht es doch hier nicht um Schmerz allein.

es doch hier nicht um Schmerz allein. Endocannabinoide sind körpereigene Substanzen, die (z.B. durch sogenannte postsynaptische Hemmung) überschießende Erregungen im Zentralen Nervensystem (ZNS) blockieren und für eine Balance sorgen: eine psychophysische Ausgeglichenheit, um es mit anderen Worten zu sagen.

Den Reichen nehmen und den Armen geben

Als ich mit Cannabismedizin anfing, stellte mir ein spanischer Kollege sein Literaturverzeichnis zur Verfügung, das damals schon (2016) etwa 100 Veröffentlichungen umfasste. Es gibt immer mehr Arbeitsprojekte an internationalen Universitäten, die sich mit Cannabis im weitesten Sinn beschäftigen und viele seriöse Informationsquellen. Ich kann den *DHV* und die *IACM*[16] vorbehaltlos empfehlen. Mir ist allerdings bewusst, dass ich von Kollegen in der IACM als »Pirat« bezeichnet worden bin. Ein israelischer Nervenarzt hat es mir auf einem Kongress in Tallinn zugetragen. Ich bin nicht gekränkt, nehme aber kurz Stellung:

Pirat – das Wort hat einen guten Klang in meinen Ohren – damit verbinde ich hauptsächlich den fiktiven Captain Jack Sparrow, den legendären Klaus Störtebeker und gleich anschließend Robin Hood, obwohl der meines Wissens nicht zur See gefahren ist. Den Reichen nehmen und den Armen geben: Davon habe ich stets und bis heute viel gehalten und habe auch in meinem beruflichen Alltag der letzten sieben Jahre ein wenig Ausgleich schaffen können.

Wenn ich Schwerkranke mit Medizinalhanf aus qualitativ erstklassiger, biologischer Produktion kostenlos versorgt habe, waren es sicher keine Gutverdiener, sondern ausnahmslos Menschen in prekären Verhältnissen. Als Kassenärzte wurden wir noch in den 90ern von den Pharmavertretern mit Standardmedikamenten »bemustert«, sodass wir den Patientinnen etwas in die Hand drücken konnten, entweder um schnell helfen zu können oder als vertrauensbildende Maßnahme. In beiden Fällen erhält der Patient das Medikament als Geschenk. Insofern war und bin ich gern Pirat.

Für mich steht die **Erfahrungsmedizin** gleichwertig neben der **evidenzbasierten Medizin.** Letztere dominiert heute die medizinische Landschaft bis ins Gesundheitsministerium hinein. Ich nehme sie ernst, aber ich fahre nicht unter ihrer Flagge. Ich bin auch kein Vereinsmensch. Meine

---

[16] DHV und ICAM : Deutscher Hanfverband und Internationale Arbeitsgemeinschaft Cannabis als Medizin.

letzte Mitgliedschaft war die im *CSC Berlin*[17], die ich schnell beendet habe. Ich habe Grundkenntnisse in Statistik und kenne die Bedeutung prospektiver klinischer Studien, habe aber lieber traditionellen Heilern (Schamanen) und charismatischen Ärzten über die Schulter geschaut, als freiwillig firmengesponserte Fortbildungsveranstaltungen zu besuchen. Meine erste chirurgische Lehrerin war Philosophin, Chirurgin und Neurochirurgin am ersten Gemeinschaftskrankenhaus der Bundesrepublik, eine charismatische Frau. Ihre Grundhaltung war, alles der Natur zu überlassen. Wenn aber eingegriffen werden müsse, dann radikal, also an der Wurzel der Krankheit *(Pathogenese*[18]*)*.

Es zog mich im Laufe der Jahre dann zur Psychoanalyse – ihr verdanke ich den Zugang zum Phänomen der Übertragung und Gegenübertragung, das einen sicheren Zugang zur unbewussten Dynamik einer Beziehung oder auch einer einmaligen Begegnung (z.B. eines diagnostischen Gesprächs) eröffnet. Kurz: ich bin Praktiker, weniger Theoretiker.

Ich nehme den Faden jetzt wieder auf und versuche zu erklären, warum Cannabis sowohl bei Schmerzen als auch bei Depressionen, Zwängen und psychosomatischen Störungen ein unverzichtbares Medikament ist, welches ein vergleichsweise äußerst breites Behandlungsspektrum aufweist. Wenn es kein eigentliches Schmerzmittel ist, kein Betäubungs- und Beruhigungsmittel und auch kein Antidepressivum, was ist es dann? Es muss einen gemeinsamen Nenner geben. Juristisch ist es bis heute als Betäubungsmittel deklariert. Pharmakologisch ist es das nicht. Es engt das Bewusstsein nicht ein, dämpft es auch nicht herab. Das Gegenteil ist oft der Fall, und damit sind wir auch schon beim gemeinsamen Nenner seiner vielen Anwendungsgebiete: **Cannabis verändert das Bewusstsein im Sinne einer Intensivierung und Vertiefung der Wahrnehmung.** Musik, Farben, Tastsinn, Sexualität, um nur ein paar Stichworte zu nennen.

---

[17] CSC Berlin = Cannabis Social Club Berlin. Im Unterschied zu den spanischen CSCs war der Berliner Verein als Selbsthilfeeinrichtung speziell für Patienten gegründet worden. Es gab Pharmazeuten und Juristen in unseren Reihen, und wir versorgten schon 2016 mehrere Patienten für den Mitgliedsbeitrag mit medizinischem Cannabis, hauptsächlich Krebs- und Schmerzpatienten. Unser Medikament war – analog zum damaligen Bedrocan – Jack Herrer, Blüten zur Vaporizerinhalation. Von der Produktion bis zur Behandlung hatten wir alles in unseren Händen. Für alle Schritte liefen Antragsverfahren. Damals hatten mehrere Schmerz- und Tumorpatienten hauptsächlich in Nordrhein-Westfalen erfolgreich in höherer Instanz gegen die Ablehnung ihrer Anträge auf Eigenanbau geklagt. Die Gesetzesänderung im März 2017 nahm diesen Pionieren sozusagen den Wind aus den Segeln. Als Präzedenzfälle sind die Urteile der entsprechenden Landgerichte aber auch heute noch aktuell.

[18] Pathogenese: Krankheitsentstehung. Die Pathogenese berücksichtigt äußere und innere Faktoren: Erreger, genetische Disposition, Psychodynamik usw.

Ich habe von mehreren Schmerzpatienten inhaltlich identische Aussagen gehört. Die Formulierungen waren sehr verschieden, aber alle betonten, dass der Schmerz sich keineswegs geändert habe, sie ihn **unter Cannabis aber wesentlich distanzierter wahrnehmen** würden. Schmerz ist bekanntlich nicht objektivier- und messbar. Um ihn einschätzen zu können, wird der Patient gebeten, seinen Schmerz auf einer Skala von 1 bis 10 zu beziffern, wobei 0 Schmerzfreiheit bedeuten würde. »Meine« Schmerzpatienten erlebten im Mittelwert eine Schmerzlinderung von vier bis fünf Punkten.

Möglicherweise wird die Fähigkeit, den Schmerz als begrenzt zu erleben, unter Cannabis verstärkt. Es könnte aber auch sein, dass die Schmerzwahrnehmung bei der Stimulierung verschiedener Sinnesreize unter Cannabis, wie ich sie gerade beschrieben habe, einfach überlagert wird. **Die Behandlung kann getrost mit CBD allein beginnen. Bei stärkeren Schmerzen nimmt man THC hinzu,** wie ich es beispielsweise im Kapitel »Birgit« beschrieben habe.

THC hat im scharfen Gegensatz zum CBD eine psychedelische Wirkung, d.h. in hoher Dosierung löst es gewohnte kognitive Strukturen auf bis hin zur Synästhesie: Töne werden gesehen, Bilder werden gehört, normalerweise weitgehend getrennte Wahrnehmungsqualitäten verschmelzen.

Bereits in den 60ern wurde ein äußerst potentes Psychedelikum, das Lysergsäurediethylamid (LSD) aus psychiatrischen und psychotherapeutischen Gründen in der Behandlung genutzt. Wenn es bei geeigneten Patienten in einem geeigneten Setting verabreicht wird, kann der unter der Droge weit geöffnete Zugang zum Unbewussten therapeutisch genutzt werden. Meskalin (Peyote) und Psilocybin (Magic Mushrooms) wirken ähnlich wie LSD und werden traditionell zu medizinischen und/oder rituellen Zwecken genutzt.

THC verhält sich zu LSD wie ein Zündplättchen zu einem Dumdum-Geschoss. Es wirkt dosisabhängig mild psychedelisch. Viele Erstkonsumenten berichten übereinstimmend, dass sie beispielsweise Musik mit noch nie erlebter Intensität wahrnehmen bis hin zur seelischen Erschütterung oder Ekstase.

Körper und Seele

Es gibt keine Krankheiten, die nicht den ganzen Menschen betreffen. Ein Knochenbruch zum Beispiel ist vordergründig ein rein körperliches Geschehen, aber Schmerz, Ohnmacht und Hilfsbedürftigkeit müssen seelisch verarbeitet werden, nicht wenige Menschen reagieren depressiv: Sie verlieren ihren Antrieb und schlafen schlechter. Das andere Extrem sind die primär seelischen Erkrankungen. Hier findet sich der Mensch – im schlimmsten Fall – in einer fremden Welt wieder. In der Psychose hört er Stimmen, die ihm Befehle erteilen oder ihn abwerten. In der Depression fühlt er sich gelähmt und erschöpft, hoffnungslos und verlassen. Hier wird der körperliche Aspekt der Krankheit auch nicht lange im Verborgenen bleiben: Ein- und Durchschlafstörungen, Muskelabbau durch Bewegungsarmut, Schwächung des Immunsystems usw. Es erkrankt also immer der ganze Mensch: Körper und Seele erkranken gemeinsam.

Bei der Behandlung von Knochenbrüchen reicht es neben der Richtung und Fixierung des Bruches normalerweise aus, dem Patienten Mut zuzusprechen. Aber schon ein verzögerter Heilungsvorgang, zum Beispiel infolge schlechter Kallusbildung, erfordert beides: die Korrektur oder Intensivierung der körperlichen Behandlung und empathische Zuwendung durch das medizinische Personal. Manchmal muss der Bruch chirurgisch versorgt werden (sogenannte Osteosynthese) mittels Platten, Schrauben und Prothesen. – Im umgekehrten Fall wissen wir heute sehr genau, dass seelische Störungen weitaus besser zu behandeln sind, wenn der Patient Sport treibt oder Yogaübungen macht. Daran hat sich seit dem alten Rom – und (viel später) seit Turnvater Jahn – nichts geändert. In einem gesunden Körper wird seit jeher ein gesunder Geist vermutet. In den 70ern begannen die Menschen zu joggen. Vorher haben sie den gleichen Vorgang Dauerlauf genannt. Heute fallen wir auf, wenn wir nicht mehrmals wöchentlich ins Fitness-Studio gehen.

Hilfe zur Selbsthilfe

Sollten wir bereit und imstande sein, die Schatztruhe der Erfahrungsmedizin zu öffnen, erfahren wir, dass Cannabis eine der am längsten benutzten Heilpflanzen ist. Natürlich ist auch gegen Schmerzen ein Kraut gewachsen. Es sind sogar zwei: Schlafmohn (Opium) gegen den körperlichen und der Hanf (Cannabis) gegen den seelischen. Wir finden sie in den ältesten Gräbern der Menschen als Beigabe.

Gleichzeitig erhalten beide Substanzgruppen seit etwa 50 Jahren eine »Verjüngungskur«. Zuerst wurden die Opiate und Opioide aus der Tabuzone entlassen, aktuell kämpft die Cannabismedizin um den Nachweis ihrer Wirksamkeit und die gesellschaftliche Festlegung ihrer Bedeutung. Ich kann als einer der Pioniere hierzulande nur dafür plädieren, genau hinzuschauen, sich zu informieren und Mut zu fassen.

Wir brauchen Mut, um uns von den Folgen der jahrzehntelangen Diskriminierung und Kriminalisierung des Hanfes (Prohibition) zu befreien, wenn wir zum ersten oder wiederholten Mal gefragt werden: Warum versuchst du es nicht einmal mit Cannabis? Wir brauchen Mut, wenn wir uns auf einen Versuch einlassen. Ich mache mir nichts vor: Auch wer dieses Handbuch liest, wird das alte Hintergrundrauschen vermutlich nicht gleich überhören können: Rauschgift, Einstiegsdroge, Verwahrlosung usw. Die

Zeit ist glücklicherweise aber nicht stehengeblieben. Manchmal muss es wie ein Mantra wiederholt werden: Cannabis ist eine der sichersten Substanzen überhaupt. Es verursacht sehr selten Abhängigkeiten. Selbst wenn es überdosiert wird, bleibt die Atmung unverändert. Der Patient schläft dann meistens tief und fest.

Das bewährte Prinzip ist **Hilfe zur Selbsthilfe:** Der mündige Patient ist gefragt. Es könnte sein, dass medizinische Kapazitäten in Zukunft militärisch überproportional gebunden werden. Im schlimmsten Fall wird zunehmend Kriegschirurgie nachgefragt sein. Für den internistisch-neurologischen und geriatrischen Bereich wird jedoch eine im therapeutischen Alltag bewährte, hochwirksame und nebenwirkungsarme Medizin, wie es die Cannabismedizin heute schon ist, sehr interessant werden. Die fetten Zeiten sind eh vorbei, und Cannabismedizin erfüllt die aktuell notwendigen Kriterien: Nachhaltigkeit, geringe CO_2-Belastung, sozial und ökologisch fortschrittliche Konzepte bei der Produktion und Vermarktung usw.

Die akademische Medizin ist heutzutage hochspezialisiert. Die Zukunft der Medizin wird aber Leidenschaft, Improvisation und Erfahrung vom Personal und den Patienten gleichermaßen erfordern. Unsere freiheitliche Gesellschaft ist dem Stresstest widrigenfalls nicht gewachsen, den die Autokraten ihr gnadenlos abverlangen. Praktikable Cannabismedizin sollte ihren Beitrag dazu leisten können.

Den **mündigen Patienten** wird es so lange nur als Begriff geben, bis wir ihn persönlich kennengelernt haben. Mein diesbezügliches Schlüsselerlebnis hatte ich 2017, als mich eine Gruppe Krebskranker aus den neuen Bundesländern aufsuchte, um ihre Behandlungsschemata und Erfahrungen mit mir durchzusprechen. Die Kranken züchteten ihre Blüten seit vielen Jahren selbst, stellen ihre Medikamente also selbst her. Dabei hatten sie über die Jahre diverse Sorten bei ihren (gravierenden) Krankheitsbildern angewendet, manche verworfen, manche gekreuzt usw. Sie wohnen alle in ländlicher Umgebung, sind untereinander gut vernetzt und können ohne Zögern als mündige Patienten bezeichnet werden.

Von mündigen Patienten habe ich gelernt, so viel ich konnte. Überhaupt ist meiner Erfahrung nach Hilfe zur Selbsthilfe ein wesentliches Element der Cannabismedizin. Anbauer und Patienten sollten sich austauschen. Kooperation statt des ewigen Wettkampfs der Leistungsgesellschaft: jeder gegen jeden und nur für sich selbst. Werfen wir einen Blick in die Tresore der Apotheken: Medizinalhanf – das Angebot der deutschen Apotheken besteht mittlerweile weit überwiegend aus Blüten mit einem THC-Gehalt von über 22 %. Davon benötigt der Arzt, sofern er überhaupt bereit ist, Cannabis zu verordnen, nur einen Bruchteil. Im Grunde ist das Angebot an hochkonzentrierten Blüten ein Angebot für den Genussmittelmarkt. Vor allem Schmerzpatienten benötigen aber Cannabis für den oralen Gebrauch, meistens Tropfen, das ihnen die Apotheke in Form von Extrakten anbietet. Diese werden inzwischen von den zugelassenen Firmen (bisher überwiegend kanadische und amerikanischer Unternehmen) fix und fertig zu hohen Preisen angeboten. Hergestellt werden sie im apparativ wenig aufwendigen Rosin-Verfahren. In der Selbsthilfe sind vergleichbare Extrakte zu einem Zehntel der Apothekenpreise erhältlich, oft noch deutlich günstiger.

Das Heilmittel selbst finden

Das Sortiment mancher Apotheken, die sich eine Lizenz für den Cannabisverkauf haben geben lassen, kann sich problemlos mit dem großer niederländischer Coffeeshops messen. Der Trend geht zum Online-Handel. Die Preise der Apotheken- und der Schwarzmarktprodukte gleichen sich immer mehr an, und mit der gewohnten zeitlichen Verzögerung dürften wir in Europa bald die gleiche Situation vorfinden, die z.B. in Südkalifornien besteht: Legaler und illegaler (Outdoor-)Anbau existieren hier zu fast gleichen Teilen nebeneinander. Der Pflanze ist es egal, ob der Züchter das Gesetz befolgt oder nicht. Sie benötigt Licht, CO_2, Nährstoffe und Zuwendung. Ihr therapeutischer Wert geht weit über die Gabe von Cannabinoiden durch orale Einnahme oder Inhalation hinaus.

Denn für manche Menschen beginnt die Therapie schon mit der Wahl des Saatgutes und der Zucht geeigneter Mutterpflanzen und endet dann mit der Reproduktion der am besten geeigneten Blüte. Diesen Prozess sollten wir uns als kollektive Aktion vorstellen und damit eines klar machen: Das Heilmittel können wir selbst finden, wir müssen uns nicht den staatlichen Regularien unterwerfen. Wenn ein Unternehmen genug in Sicherheit (explosionssichere Wände, Sicherheitspersonal), Hygiene (Zweiraum-Technik) und Logistik investieren kann, darf es jede beliebige Cannabissorte als »Medizinalhanf« verkaufen. In Deutschland wurde am BfArM die Cannabis-Agentur geschaffen, dies vor allem mit dem Ziel, jeden einzelnen Schritt der Produktion zu kontrollieren und Verstöße durch Verweigerung oder Entzug der jeweiligen Lizenz zu ahnden. Wenn wir es für den Augenblick dabei belassen, dass eine solche Einrichtung einerseits mächtig und damit korrumpierbar ist, andererseits den Konsumenten oder Patienten vor Qualitätsverlusten und Verunreinigungen des angebotenen Cannabis schützt, könnten wir unsere Aufmerksamkeit auf den Umstand richten, dass sich hinter vielen Argumenten gegen Cannabis **die Angst vor der psychedelischen Bewusstseinsveränderung** verbirgt. Diese ist nicht völlig identisch mit der Angst vor Nähe und Hingabe. Es geht aber in diese Richtung.

Im Wesentlichen ist THC ein Verstärker, es kann grundsätzlich jede Sinneswahrnehmung intensivieren. Wenn jemand stark angespannt ist, dieser

Zustand länger anhält und über kurz oder lang als unangenehm, dann als unerträglich erlebt wird, wird Cannabis, abhängig vom THC-Gehalt, nur dann helfen, wenn der Konsument überhaupt imstande ist, seinen Geist zu beruhigen und muskuläre Spannung abzubauen (»loslassen«). Wenn er das nicht kann, keine angenehme Vorerfahrung besteht und niemand an seiner Seite ist, der bei Bedarf beruhigend auf ihn einwirkt, wird THC den Spannungszustand verstärken. Es werden Angsthormone ausgeschüttet, der adrenerge Teil des vegetativen Nervensystems (Jagd- und Fressmodus) erwacht und die Panikattacke ist nicht mehr weit. Dies gilt ausdrücklich nur für den unvernünftigen Gebrauch.

Insgesamt ist Cannabis ein sehr sicheres Medikament, vergleichend pharmakologisch sicherer als Aspirin. Wenn aber das **Herz zu rasen** beginnen sollte, vergiss bitte nicht, dass **THC und CBD antagonistisch** wirken: Es reicht meistens aus, CBD zuzuführen; **am besten, weil am schnellsten, helfen (mittels Vaporizer) inhalierte CBD-Blüten** (mit einem zu vernachlässigenden THC-Gehalt), die du in jedem Späti für kleines Geld kaufen kannst. In der Apotheke wirst du erheblich mehr bezahlen. Der computeraffine Mensch vergleicht und bestellt im Netz. Es muss nicht dazu kommen, dass du in die Ambulanz des nächstgelegenen Krankenhauses gebracht, dort gemaßregelt und mit Benzodiazepinen beschossen wirst.

Cannabis mit Alkohol zu kombinieren, hat nur indirekt mit Cannabismedizin zu tun. Im Genussmittelbereich kommt es aber leider nicht selten vor, und es sind meistens Jugendliche, die nach dem Motto verfahren: Wenn es dem Esel zu wohl wird, geht er aufs Eis. Alkohol und Cannabis: kotzend mit »Kreislaufkollaps« in der Notaufnahme. Faustregel Nummer eins für alle, die Cannabis verwenden: Es gibt zwar Menschen, die alles vertragen und noch mehr. Für die Mehrheit gilt aber: **THC und Alkohol vertragen sich nicht. Das gilt vor allem für den gleichzeitigen Konsum.** Es steht außer Frage, dass Muslime Alkohol trinken und Christen Haschisch essen oder rauchen, nur ist es mit dieser Beobachtung auch noch nicht getan. Ich verweise hier mit Nachdruck auf Baudelaires wunderbare Essays über Haschisch und Wein. Trink mal einen Schluck Rotwein oder inhaliere ein paar Züge Cannabis oder bring deinen Geist mit einer anderen Methode zur Ruhe und gönne dir diese Lektüre!

Aber du kannst es auch einfacher haben: Denk mal an ein Reggae-Open-Air-Konzert und dann an das Münchner Oktoberfest. Du kannst auch den Petersdom nehmen und einen Hindutempel. Die westliche Kultur hat Alkohol regelrecht instrumentalisiert: Ein Gläschen Sekt zum Aufstehen und Munterwerden, Bier zum Enthemmen, Rotwein zum Entspannen und für das christliche Opferritual (Eucharistie), Weißwein zum Fisch. Süßwein zur Nachspeise.

Der Osten ist deutlich dezenter im Umgang mit Cannabis. Aber mach dir ein eigenes Bild! Im Idealfall wird es in den nächsten Jahren gesellschaftlich eine anfangs diskrete, dann deutliche Verschiebung von Alkohol auf Cannabis geben, und es wird etwas friedlicher werden in unseren Breiten. Skepsis ist aber angebracht. (Viele Menschen verstehen unter Freiheit hauptsächlich, fossile Brennstoffe in die Motoren ihrer Fahrzeuge zu füllen, um ohne Tempolimit sich selbst und andere gefährden zu können, und gleichzeitig Ethanol in ihre Mägen, um sich nicht eingestehen zu müssen, dass sie das Fahrzeug meistens allein nutzen.) Mit ein wenig Optimismus können wir von Cannabis einen Beitrag erwarten zur Verbesserung des (gesellschaftlichen) Klimas. Welcher Art der Beitrag ist, wird sich zeigen.

Kapitel 10

Cannabis und Sexualität

Zu diesem Thema könnten sich diverse Fachleute äußern: Endokrinologen, Urologen, Gynäkologen, Psychologen und Psychotherapeuten (nicht verwechseln!) – und heutzutage auch ein Heer von Coaches, Influencern, Tantra-Lehrern, Sexsüchtigen. Der Eine wird sich mit dem Hormonstoffwechsel beschäftigen, die Nächste unbewusst versuchen, dir ihre Vorstellungen von Ekstase, Hingabe und Befriedigung nahezubringen. Der Dritte gibt dir vielleicht Ratschläge, bei denen die Betonung auf »Schläge« liegt. Hier ist mein Glaubensbekenntnis zum Thema:

1. Der Sexualtrieb ist die stärkste Kraft, die uns Lebewesen bewegt und antreibt. Bewusst und unbewusst. Die östlichen Philosophien sprechen vom Chi, der Lebenskraft, die in zeitlich und örtlich definierten Bahnen im Körper kursiert (Meridiane, Chakras). Die wichtigste Bahn, umgeben von zwei weiteren, ist die Kundalini-Shakti, die hauptsächlich im Zentrum der Wirbelsäule vom ersten Chakra (Steißbeinspitze) über das Stirnchakra zum siebten Chakra (Scheitelchakra) läuft. Es gibt nur diese eine Lebensenergie, sie bewegt sich entweder in Richtung Lustgewinn/Fortpflanzung oder in die Erkenntnis/Erleuchtung. Dazu muss sie von ihren gewohnten vegetativen Bahnen in die höheren Zentren geleitet werden. Freud hat am Ende des 19. Jahrhunderts die Basis für die gesamte moderne Psychotherapie im Westen gelegt und dem Sexualtrieb die gleiche zentrale Bedeutung zugemessen. Gautama Buddha wurde vor etwa 2600 Jahren unter einem Baum erleuchtet. Er hatte vorher sehr lange asketisch gelebt.

2. **Cannabis ist kein Aphrodisiakum**[19]. Yohimbin (Indolalkaloid aus der Rinde des Yohimbe-Baums) soll eins sein. Spargel, Chili, Ingwer, Ginseng, sowie einigen Meeresfrüchten (Austern) und Eiern wird nachgesagt, aphrodisierend zu wirken.

---

[19] Aphrodisiakum = sexuell anregendes Mittel

3. Gefäßaktive Mittel wie Sildenafil (Viagra) und Tadalafil (Cialis) sind Potenzmittel für Männer mit Erektionsstörungen und wirken nur, wenn ein sexueller Schlüsselreiz sich in der Fantasie des Mannes soweit entfalten kann, dass er seinen Schlappschwanz wenigstens so lange vergisst, bis es zur genitalen Vereinigung kommt. Spätestens dann sieht ein großer Teil der Männer ein, dass sie sich getäuscht haben: Das harte Glied ändert gar nichts. Diese Männer können sich nicht gehen und fallen lassen, sie kommen nicht zum Orgasmus, bleiben mit ihren steifen Schwänzen allein, unabhängig davon, ob jemand bei ihnen ist oder nicht. Sie können niemandem Freude und Lust bereiten und selbst keine empfinden, weil etwas fehlt: eine liebevolle und warmherzige Beziehung zu einem anderen Menschen, ohne die Sexualität nur aus Funktionieren und Leistung besteht. Welch ein schrecklicher Gedanke!

Eine Prostituierte hat vor drei Jahrzehnten gesagt: »Das Schlimmste, was man uns antun konnte, war die Erfindung von Viagra. Die alten Männer können jetzt rammeln wie bekloppt, kommen aber nicht zum Orgasmus. Ab und zu strengt sich einer zu sehr an und stirbt im Bett an einem Herzinfarkt.« – Das ist die krasse, die »Bild«-Version. Sie ermöglicht es uns aber, den Grundkonflikt zu erkennen.

Frag dich mal selbst, was du unter Glück verstehst.
Sechser im Lotto? Warmes Nest in Form einer Doppelhaushälfte mit bezahlter Strom- und Heizungsrechnung für zehn Jahre? Sieg des bevorzugten Fußballvereines in irgendeinem Finale? Heftiger Orgasmus mit sich allein oder einem Menschen, den man liebt/begehrt/bewundert? Umleitung der Lebensenergie durch Übung (Meditation) in die oberen Energiezentren und Erkenntnis/Erleuchtung? Wie sonst kann das Leiden der Lebewesen verringert oder gelindert werden? Würde es dich glücklich machen, diesen Weg zu gehen?

Wir gehören zu den Primaten, den aufrecht gehenden Säugetieren mit ziemlich großen Gehirnen. Im Gegensatz zu unseren nächsten Verwandten (Menschenaffen) haben wir den Planeten in den letzten 50 Jahren bewusst (Club of Rome: frühe 70er, klare Ansage, die keiner hören wollte) gnadenlos zugrunde gerichtet. Wir werden in unerträglicher Hitze, an Dürre, Hunger und Austrocknung sterben oder in der nächsten Sintflut ertrinken, weil wir die CO_2-Emissionen nicht begrenzen konnten. Die globale Industrie, die Autofahrer (in uns) und hauptsächlich unsere überwältigende Dummheit und Gier haben es fertiggebracht, dass die Uhr abgelaufen ist. Die Kinder (*Fridays for Future* und die *Letzte Generation*) haben es begriffen. Sie werden diskriminiert und inhaftiert, weil sie nicht schweigen, sondern sich in sehr bedachter Weise wehren. Der Verkehrsminister beugt die Knie vor dem Christengott und vor der Autoindustrie. Die rechte Partei liegt bei 20 Prozent Wähleranteil, und das Heer der Erdogan-Türken in Deutschland ist groß. Zusammen ergibt das ein äußerst unappetitliches Gemisch. Nehmen wir es aber als Rahmen für unsere Betrachtung und fragen noch einmal: *Was verstehst du unter Glück?* Das Überleben der Menschheit? FDP unter 5 %? Hertha in der 1. Bundesliga?

Sex, Glück und Cannabis als Verstärker

Du bist ein aufrecht gehendes Säugetier. Du hast einen Stoffwechsel, du reagierst auf Reize, und du pflanzt dich fort und richtest sexuelle Wünsche oder solche nach Nähe, Trost, Zärtlichkeit usw. an andere Menschen. Ob du alt bist oder jung. Es zieht dich zu einem Mitmenschen deiner Wahl. Die Sexualität ist nur ein Stück aus dem großen Kuchen unserer sozialen Beziehungen. Wie groß das Kuchenstück ist, hängt von deiner Bedürftigkeit, deiner Durchsetzungsfähigkeit, vom Angebot und der Bedürftigkeit und Durchsetzungsfähigkeit der Konkurrenz ab. Wenn sie darüber nachdenken, antworten die meisten jüngeren Menschen auf die Frage nach ihrer Vorstellung von Glück mit »Befriedigung«, die älteren mit »Frieden«. Den Hetero zieht es oft zur vollbusigen Blondine, den männlichen Homosexuellen oder die heterosexuelle Frau ebenso häufig zum durchtrainierten Sportler mit dem Sixpack, den Sexsüchtigen in einen Swinger-Club usw. Manche Menschen sind glücklich auf ihrem Boot, auf ihrem Fahrrad, im Gebirge, an der See, beim Verzehren von Schokolade, Eierlikör, Steak, Burger. Den meisten von uns geht das Herz auf bei Tier- und Menschenkindern. Andere nutzen die »Verstärkerfunktion« von Cannabis und inhalieren ein paar Züge aus ihrem Vaporizer, um das kleine bisschen Glück, das sie gerade empfinden, ein wenig zu vergrößern.

An dieser Stelle bietet sich das Studium des tibetischen Lebensrades an. Die Achse zeigt die Triebkräfte, die uns in die Inkarnation drängen: Hahn, Schlange und Schwein als Symbole für Gier, Neid und Unwissenheit/Verblendung. Die Flächen zeigen die Gebiete, in denen Lebewesen Fleisch werden (oder Chitin): das Reich der hungrigen Geister (symbolisch: die mit dem dünnen Hals), die Hölle, das Reich der Menschen, das der »Hochgeborenen« (Himmel) und das Tierreich. Im äußeren Rand wird es dann richtig spannend. Ich greife nur einen Aspekt heraus: Das Bewusstsein springt wie ein Affe vom Objekt der Begierde sozusagen zum nächsten Baum und weiter, immer weiter. Der Kreislauf setzt sich fort. Lust, Zeugung, Geburt, Altern, Sterben.

Und es geht nach dem physischen Tod gleich wieder los: Das Glücksversprechen nimmt sofort bekannte Formen an, Gesichter und Formen, verborgene Geschlechtsteile, die entblößt werden wollen. Daher werden dem Verstorbenen im Buddhismus Belehrungen zuteil, die etwa diesen Inhalt haben: »Verstorbener, der du wanderst im Bardo des Todes, erinnere dich der Lehren und deiner Lehrer, und gehe nicht gleich durch die nächste Schoßespforte«. Das wäre die Rede an einen männlichen Verstorbenen in einer alten Sprache. Ich übersetze »Schoßespforte« manchmal mit Club, Disko, Darkroom oder ähnlich, obwohl das nicht ganz stimmt. Es gibt im tibetischen Lebensrad nur einen Weg in den Himmel (zur Buddhaschaft): aus der Hölle über das Reich des Menschlichen heraus, aus der Spirale der Wiedergeburten in die Zuflucht beim Erleuchteten. Wenn du den Buddhismus nicht magst, nimm es einfach symbolisch: Du musst ganz unten aufgeschlagen sein (»hit the bottom«), um es zu schätzen, als Mensch geboren zu sein. Das allein sollte dich manchmal glücklich machen.

Es zieht uns zu anderen Menschen hin, weil wir uns sonst unvollständig und allein fühlen. Wir empfinden Sympathie, Verlangen und Begehren, abhängig von unserer eigenen Situation (Einsamkeit, Alter?) und der Anziehungskraft des anderen. Dabei sind wir unbewussten genetischen Mechanismen unterworfen: Die Evolution steuert die Partnerwahl, indem passende Gene nach Möglichkeit zueinander finden: *Survival of the fittest.* Unsere individuelle Glückssuche wird von diesem archaischen biologischen Mechanismus bestimmt.

Die Frage, in welchem Ausmaß die Sexualität daran beteiligt ist, dass man sich glücklich fühlt, kann jeder Mensch nur für sich allein beantworten. Im Kapitel über Krebs steht einiges über das Prostatakarzinom. Es gibt hier zwei Extreme: Patienten, die nach der Radikaloperation vollständig impotent und inkontinent sind und diesen Zustand – sofern sie mit »Inkontinenzhilfen« (Windeln) gut versorgt sind – als Entlastung erleben. Die Sexualität ist ihnen oft ein Leben lang ein Stressfaktor oder gar eine Last gewesen. Jetzt können sie aufatmen.

Das andere Extrem ist der Mensch, der sich ein Leben ohne gelebte Sexualität nicht vorstellen kann und den von anderen als Entlastung erlebten Zustand unter allen Umständen vermeiden will. Er wird sich eher das Leben nehmen, als es ohne Sexualität führen zu müssen. Nicht selten liegen dieser Entscheidung aber Missverständnisse und Unkenntnis zu Grunde: Es gibt beglückende und befriedigende Wege, mit seinen Mitmenschen zu verkehren und ihnen nah zu sein, ohne genitalen Kontakt zu haben.

Menschen gehen normalerweise nicht zum Arzt, um zu philosophieren oder Hilfe bei ihrer spirituellen Suche zu bekommen. Sie gehen aber (meistens nach längerem Zögern), wenn ihnen auffällt, dass sie an sexueller Inappetenz leiden, an Erektionsstörungen, an Scheidentrockenheit, an *Ejaculatio praecox oder deficiens*[20], an Anorgasmie usw. – Cannabis kann

[20] Ejaculatio praecox oder deficiens = vorzeitiger oder ausbleibender Samenerguss.

hilfreich sein, wenn der Arzt weiß, was er tut. **Sexuell stimulierend wirkt Cannabis unter günstigen Umständen aufgrund seiner »Verstärkerfunktion«** (siehe Kapitel »Bewusstseinserweiterung in der Cannabismedizin«), ein echtes Aphrodisiakum ist es jedoch nicht. Ein großer Teil der Patienten erlebt unter Cannabis ein Anwachsen ihrer sexuellen Wünsche und Bedürfnisse, weil diese ohnehin bestehen, aber erst jetzt aus ihrem Schattendasein heraustreten und lustvoll bemerkbar werden.

Bei sexuellen Funktionsstörungen muss hingegen berücksichtigt werden, dass die störenden Faktoren durch Cannabis ebenfalls verstärkt werden können. Die bei jungen Männern weit verbreitete Ejaculatio praecox erfordert ein komplexes Behandlungsangebot. Cannabis allein wird nicht helfen. Ich frage meistens schon zu Anfang: Du sagst, du kommst zu früh – für wen zu früh? Für deine Partnerin oder für dich? Meistens schauen mich dann zwei Augen groß und fragend an, und es entwickelt sich schon in der ersten Behandlungssitzung ein Gespräch über die Partnerschaft und auch über das Selbstbewusstsein des Patienten. Hier setzt die Behandlung an. Cannabis kann eventuell eine Rolle spielen.

Bei der Ejaculatio deficiens und bei der Anorgasmie sollte meines Erachtens Cannabis früher eingesetzt werden. Aber auch hier müssen die psychotherapeutischen »Hausaufgaben« gemacht werden. Der Arzt und die Patientin finden heraus, was seit wann und in welchem Ausmaß gestört ist, und entwickeln einen Behandlungsplan.

Die **Bedeutung der TTM bei der Behandlung sexueller Störungen** kann nicht hoch genug eingestuft werden. Eine erfahrene Therapeutin wird eine muskuläre Blockade der Beckenbodenmuskulatur und der Adduktoren (funktionelle Einheit der Oberschenkelmuskulatur) schnell lösen können. Sie weiß, dass die Patientin unter ihren Händen eine starke sexuelle Erregung erleben kann, und wird respektvoll und empathisch alles tun, um zu vermeiden, dass die Spannung sich genital löst. Die Massage würde damit wirkungslos werden. Es mag befremden, dies zu lesen. Mach dir am besten selbst ein Bild: Gute TTM-Therapeutinnen haben normalerweise nichts dagegen, wenn man ihnen bei der Arbeit zuschaut. Im Gegenteil: Sie freuen sich, wenn ihre Arbeit Beachtung findet. Wenn es jemals Zweifel an Wilhelm Reichs Theorie der muskulären Panzerung gab – hier werden sie zerstreut!

Die wieder fließende Energie wird ihre physiologischen Bahnen finden (s.o. Meridiane der Akupunktur). Ein wesentlicher Schritt in Richtung Gesundung. In deutschen TTM-Studios findet leider allzu häufig das Gegenteil statt. Aus steuerlichen Gründen wird hier manchmal getarnt Prostitution angeboten. Äußerlich gibt es einige Parallelen zur TTM, aber inhaltlich keine einzige. Eine gute Masseurin wird beten, dass es dir und ihr gut geht und die Massage dir hilft. Sie wird dir alles geben, was sie an Wissen und Kraft in diesen zwei Stunden aufbringen kann. Eine kürzere Thaimassage ist unnötig teuer, weil es mindestens zwei Stunden dauert, bis alle muskulären Blockaden abgebaut sind. Eine Massage mit »happy ending« ist weder eine therapeutische noch eine traditionelle Thaimassage, sondern nur Prostitution. Lustgewinn gegen Geld. Selbstbefriedigung und kommerzielle Befriedigung sind meiner Erfahrung nach aber oft Vorstufen einer Ejaculatio praecox. Die Gründe liegen tiefer, aber beide Aktionen beschleunigen die Entwicklung dieser Symptomatik.

Kapitel 11

Sucht

Natürlich wirst du dich unter normalen Umständen nach unserem seit Jahren bewährten Standardverfahren (cbd-thaimassage.de) wie neugeboren fühlen: lebendig und – mehr oder weniger – »gehoben«. Manche nehmen vor der Massage einen CBD-Muffin. Andere nicht. Einige wählten »Spacecakes« mit ein wenig THC. Mitgebracht natürlich. Bisher wurden ja der Anbau, Besitz und Verkauf von THC-haltigem Cannabis ähnlich hart bestraft wie Raub, Körperverletzung etc. – Nur: Unbedeutende Zeiterscheinungen dürfen uns nicht den Blick verstellen für einen wirklichen Konflikt: Tom Petty, der auch schon von uns gegangen ist, singt in seinem Lied: »I'm learning to fly, but I ain't got wings. Coming down is the hardest thing.« Ikarus: Irgendwann kam er der Sonne zu nah, und seine Flügel schmolzen.

Egal, wie hoch du fliegst und womit und wohin, du musst wieder herunterkommen. Dabei macht es einen gewaltigen Unterschied, ob du dir Heroin, Alkohol oder Cristal Meth gegeben hast oder ein wenig Cannabis zur TTM, weil es einfach so gut passt. Wenn sich die Wirkungen vorteilhaft ergänzen oder wenn du »dein« Mittel gefunden hast, um dich besser zu fühlen, wird es nicht beim einmaligen Gebrauch bleiben. Bei entsprechender Disposition wirst du schon bei »harmlosen« Genüssen früher oder später die Wiederholung wollen. Im Resultat bedeutet das: viel Zucker bei Kindern. Oder täglich TTM bei Erwachsenen, weil es der Geldbeutel ermöglicht und der Therapeut sympathisch ist. Oder Cannabis als Genussmittel täglich. Mehrfach. Egal, der Ablauf ist immer der gleiche: Das Belohnungszentrum im Gehirn (Nucleus accumbens u.a.) wird normalerweise aktiv, wenn wir tüchtig, fleißig und erfolgreich waren, und vermittelt uns – wohl hauptsächlich über eine vermehrte Dopaminausschüttung – einen angenehmen Zustand. **Alle Drogen hacken sich sozusagen direkt in die synaptischen Schaltkreise und stimulieren das Belohnungszentrum unterschiedlich stark an unterschiedlichen Stellen.** Heroin und Nikotin wirken übrigens auf den gleichen Bereich des Belohnungssystems ein. Das Suchtpotential von Cannabis ist gering. Körperliche Entzugserscheinungen treten überhaupt nicht auf. Ich weise an dieser Stelle aber auf das Kapitel »Enrico, ADHS« hin. Nach heutigem Forschungsstand sollte Cannabis nicht vor Abschluss der Gehirnentwicklung (etwa zwischen dem 21. und 24. Lebensjahr) benutzt werden.

Je nachdem, wo und wie stark die zugeführte Substanz das Belohnungssystem aktiviert, unterscheiden wir unterschiedlich starke Suchtpotenziale: **Alkohol, Nikotin, Opiate (Heroin besonders) und Benzodiazepine (»Mother's Little Helpers«) haben ein sehr hohes, Cannabis hat ein geringes, LSD ein zu vernachlässigendes Suchtporenzial.** Es sollte aber berücksichtigt werden, dass sich in der Suchtmedizin die Einteilung der Suchtkranken in verschiedene Typen bewährt hat: Der Opiat-Typ wird nicht auf Kokain süchtig reagieren, der Kokain-Typ nicht auf Opiate. Der Alkohol-Typ ist auf diese meines Erachtens härteste Droge fixiert.

Übrigens: Die einzigen Drogen, die nach längerem Gebrauch und plötzlichem Absetzen (Unfall z.B.), das auch heute noch lebensbedrohliche Krankheitsbild des **Delirium tremens**[21] hervorrufen, sind **Alkohol und Benzodiazepine** (Diazepam, Lorazepam, Oxazepam usw.). Legal bzw. auf Normalrezept rezeptierbar. Wenn Opiate abgesetzt werden, stellt sich schnell ein sehr unangenehmer Zustand ein, über den ich mich nicht weiter auslassen muss. John Lennons Song »Cold turkey« beschreibt den Entzug viel besser, als ich es könnte. Aber Opiate verursachen nach längerem Gebrauch und abruptem Absetzen kein Delirium! Es bleibt bei einem unangenehmen, grippeähnlichen Zustand.

Die Killerdroge Nr. 1 (noch vor Alkohol) ist und bleibt **Nikotin.** Es liefert uns an dieser Stelle ein Beispiel für Entzugserscheinungen, das alle vor Augen haben. Die Industrie verdient sich dumm und dämlich an Nikotinkaugummis und E-Zigaretten mit unterschiedlich konzentrierten (bis 0) Nikotinbeigaben zum »Ausschleichen«.

Bei älteren Patienten und Schwerkranken ist es nicht immer möglich, aber bei Sucht gilt als Faustregel: **Nicht morgen aufhören wollen und das nach Plan (»Runterdosieren«): erst ¾, dann ½ usw.** Das klappt nie. **Wenn du aufhören willst, hör auf. Jetzt.** Die letzte Zigarette, den letzten Schuss, das letzte Bier, die letzte Line – die kannst du ja zelebrieren, wenn dir danach ist. Wenn du aber nicht wirklich aufhören willst, wirst du beim ersten Craving (Gibber, Bock, Drang – kann beliebig ergänzt werden) sofort rückfällig. Wie ein großer Teil der klinisch therapierten Suchtkranken nach dem Klinikaufenthalt auf dem Weg zum Bahnhof. Dort gibt es meistens einen Kiosk.

Besser ist es, sich von vornherein einer **Selbsthilfegruppe** anzuschließen. Weltweit am besten funktioniert das 12-Schritte-Programm der

[21] Delirium tremens: nach langem, regelmäßigem Gebrauch von Alkohol und/oder Benzodiazepinen und Absetzen der Droge(n) auftretendes Entzugssyndrom, das sich durch Unruhe und Zittern ankündigt. Es folgen Krämpfe und optische Halluzinationen. Die Sterblichkeit ist hoch!

anonymen Gruppen. Es begann mit Alcoholics Anonymous, inzwischen haben auch die Narcotics Anonymous eine eigene Tradition. Du kannst dort im Vollrausch im Meeting erscheinen – du bist willkommen. Sie werden dich bitten, die Klappe zu halten und zuzuhören und wiederzukommen. Bis der Groschen gefallen ist und du das erste Mal – noch wackelig, aber ehrlich – von dir etwas preisgibst und sei es nur: Ich heiße X, ich bin süchtig. Häufig wendet sich jetzt das Blatt.

Wenn genesende Suchtkranke zurückblicken, berichten eigentlich alle, dass es alle anderen gemerkt haben. Die Partner, Kinder, Nachbarn, Kollegen – alle wussten es. Der Kranke hatte sich massiv verändert. Sein ganzes Wesen hatte sich in eine tragische Karikatur des Menschen verwandelt, der er gewesen war. Alle haben es gemerkt, nur er selbst nicht. Er war lange überzeugt, seine Veränderung kontrollieren und verbergen zu können.

Es ist mühelos möglich, die anonymen Gruppen als Sekten mit diversen Gurus zu diffamieren. Das passiert auch öfters. Sprüche wie: »Lieber ein stadtbekannter Säufer als ein anonymer Alkoholiker« sind typisch. David Foster Wallace, der leider viel zu früh verstorbene Schriftsteller (Suizid), hat ein »Krokodil« in seinem epochalen Roman *Infinite Jest* (dt. *Unendlicher Spaß*) auftreten lassen. Unter Krokodilen versteht der auf der Intensivstation liegende Protagonist die lange trockenen Alkoholiker in der amerikanischen AA. 10 Jahre trocken, 20, 30. Ich hatte das Glück, im Winter 87/88 ein solches Krokodil zu treffen. Dale. Er hatte sich in Karlsruhe, wo er als Soldat auf dem Hubschrauberflugplatz arbeitete, den Film *Apocalypse Now* angeschaut, dabei einen Flashback[22] auf seine Spezialeinsätze in Vietnam erlebt und einen Teil des Kinos zerlegt, bis er mit der Zwangsjacke und der Diazepam-Spritze ruhiggestellt und in die Psychiatrie gebracht wurde. Er war damals schon jahrzehntelang abstinent von Heroin und Alkohol und ist es meines Wissens bis zu seinem Tod auch geblieben.

Cannabis für den Entzug

David Foster Wallace hat sich in einzigartiger Weise dieses Phänomens angenommen, ohne zu bewerten. Überhaupt ist *Infinite Jest* sehr lesenswert. Der Autor wusste, worüber er schrieb. Alkoholismus – als wahrscheinlich häufigste Suchterkrankung und beispielhaft für alle anderen – ist nicht heilbar und endet unbehandelt tödlich. Typisch sind in den frühen Phasen die Wesensänderung und die Dosissteigerung. Voraussetzung für eine Gene-

---

[22] Flashback: schlagartig auftretende halluzinative Erinnerung an gravierende Traumata. Dale hatte in Vietnam mit einem Flammenwerfer Dörfer »säubern« müssen, war damals auf einer hohen Dosis Heroin und ging in Karlsruhe davon aus, dass er den Befehl mit allen daraus erwachsenden Folgen verweigert hätte, wenn er nicht unter Drogeneinfluss gestanden hätte.

sung ist stets die Abstinenz. Die anonymen Gruppen haben den großen Vorteil, seit Jahrzehnten ein wirksames Genesungsprogramm (12 Schritte) zur Verfügung zu haben. Langjährig trockene Alkis werden hierzulande eher Kamele genannt als Krokodile; sie benutzen das Kamel als Symbol für Lebewesen, die sehr lange leben können, ohne zu trinken.

Intravenös Opiatabhängige (früher Fixer genannt) erreichen zu einem hohen Prozentsatz keine Abstinenz. Ihnen kann mit professioneller oraler Substitutionsbehandlung (Methadon, Buprenorphin) im Regelfall geholfen werden. In Kapitel 6 habe ich zu beschreiben versucht, wie Kevin Cannabis in seinen Entzug und seine Entwöhnung eingebaut hat.

Kapitel 12

Krebs

Es gibt seit 2017 das Buch *Cannabis gegen Krebs* von Franjo Grotenhermen, das ich wärmstens empfehle. Bitte lies es, wenn Krebs ein Thema ist für dich, deine Eltern, Freunde, Familie! Ich benutze es auch und lege meinen Patienten die Lektüre nah. In diesem Kapitel liefere ich Erfahrungen und Überlegungen, die mir wichtig und hoffentlich ergänzend sind.

Die Ursachen der Krebserkrankung sind komplex. (Umwelt-)Gifte, psychoimmunologische und genetische Gründe können genannt werden. Wir können davon ausgehen, dass in jedem Organismus ständig einzelne Zellen entarten, vom Immunsystem identifiziert und getötet werden: Zellen, deren DNS ursprünglich die Information enthielt, sich an die Organgrenzen zu halten, die in seinem Bauplan vorgegeben sind, und die durch **Spontanmutation zur Krebszelle** wurden. Sie teilen sich danach hemmungslos. Wir sprechen jetzt von bösartiger Geschwulst oder bösartigem Tumor oder von einem raumfordernden Prozess mit Bildung von Tochtergeschwülsten.

Strapazen für das Immunsystem

Die technologischen Fortschritte der letzten Jahrzehnte sind enorm: Die Faseroptik der frühen 70er lieferte die Basis für die moderne minimal-invasive Chirurgie. Es können jetzt zum Beispiel Hirntumore aus Gebieten entfernt werden, die vor Jahren nicht zugänglich waren. Auch die Fortschritte der Strahlenheilkunde und Chemotherapie sind beträchtlich.

Doch hier, bei der Strahlen- und Chemotherapie, stoßen wir auf das Phänomen der **induzierten Mutation.** Wie aus der Evolutionslehre hinlänglich bekannt, überleben unter wechselnden Umweltbedingungen die am besten angepassten Lebewesen. Beim Krebs bekommen die am wenigsten strahlen- oder chemosensiblen Zellen den höheren Selektionswert im vermeintlich ewigen Wettlauf um einen Platz im Leben: *Survival of the fittest* zu Ungunsten des Patienten. Aus Epithelzellen entstehen jetzt Karzinome oder Adenokarzinome, aus Bindegewebszellen Sarkome. Dies könnte einer von mehreren Gründen dafür sein, dass bei allem Aufwand und aller beschleunigten technischen Entwicklung in der Diagnostik und Therapie **die Morbiditäts- und Mortalitätszahlen der Krebskrankheit** auffallend konstant bleiben. Einige wenige Ausnahmen bestätigen diese Regel. Die gängigen Chemotherapeutika sind auch heute noch so giftig und die Strahlentherapie ist so effektiv, dass nur die gegen Strahlen und Zellgifte stabilsten Tumorzellen die Behandlung überleben. Das dürfte auch der wesentliche Grund dafür sein, dass der Krebs nach anfänglich erfolgreicher Behandlung »zurückkommt«. Er war nie ganz verschwunden, kommt jetzt aggressiver zurück und setzt Metastasen im ganzen Körper. Das Immunsystem (im Knochenmark, in Darm, Leber und Milz: Lymphozyten und andere weiße Blutkörperchen, Antikörper usw.) wird durch die Behandlung massiv strapaziert und schließlich geschädigt.

Alle gängigen Krebstherapien strapazieren das Immunsystem. Die chirurgischen, strahlen- und chemotherapeutischen Aktionen, um den Patienten krebsfrei zu bekommen, sind oft heroisch und werden durchaus bis zum Kollaps des Immunsystems betrieben. Achten wir einmal auf das übliche Vokabular und stellen wir uns den Menschen vor, der sagt: »Ich habe den Kampf gegen den Krebs aufgenommen«. Wahrscheinlich denken wir an einen Patienten im Liegestuhl des Onkologen, in dessen Arm die Infusionslösung tropft. Blass, abgemagert, kahlköpfig mit Pilzbefall der Mundhöhle und Speiseröhre. Sieht so ein Kämpfer aus? Im Lazarett wahrscheinlich. Und gegen welchen Feind wird hier eigentlich mit chemischen Massenvernichtungswaffen und radioaktiver Strahlung so tapfer gefochten?

Wenn du dir eine Gewebeprobe aus einem Karzinom im Vergleich zu embryonalem Gewebe, also Gewebe aus einem ungeborenen Menschen, anschaust (gleiche Färbung, gleiche Vergrößerung), wirst du vermutlich keinen Unterschied feststellen. **Krebsgewebe sieht unter dem Mikroskop aus wie embryonales Gewebe.** Wir sehen viele Zellen im Stadium der Teilung. Nur erkennt es die Grenzen anderer Organe nicht an. Auch das sehen wir unter dem Mikroskop: Durchbruch der Krebszellen durch eine bindegewebige Organkapsel. Die Krebszellen teilen sich fortwährend, sofern sie nicht vom Immunsystem identifiziert und vernichtet werden. Sie dringen in Lymph- und Blutgefäße ein und setzen Tochtergeschwülste (Metastasen) in anderen Organen. So nistet sich das Bronchialkarzinom gern in Knochen und im Gehirn ein, der Brustkrebs auch. Dieser wandert auch gern in die Lungen und die Leber ein. Die international übliche Stadieneinteilung (Staging), beschreibt z.B. einen Krebs, dessen Primärtumor sehr groß ist und der kleine Lymphknoten- und mittelgroße Lebermetastasen gebildet hat, mit T3N1M2.

Stationäre Tumortherapie in Thailand

Ich habe 2017 zum ersten Mal das *Wat Khampramong*[23] Krebszentrum in Nordost-Thailand besucht, für mich bis heute Ort der optimalen stationä-

[23] Arokhayasala Khampramong Temple

ren Tumortherapie. Jeder Kranke wird aufgenommen. Wer kann, spendet. Niemand wird abgewiesen. Die Kranken leben in kleinen Bungalows in einer dörflichen Atmosphäre. Die Pflege muss von der Familie oder von Freunden übernommen werden. Das ist in Thailand üblich. Nur Reiche können sich einen Pfleger leisten. Der Gründer und erste Abt (strukturell ist das Zentrum natürlich buddhistisch) war »unheilbar« krebskrank. Er hatte den gleichen Krebs wie Freud: ein Karzinom im Bereich der Nasennebenhöhlen, das bereits den Gaumen und Augenhöhlenboden befallen hatte. Er war chirurgisch, chemo- und strahlentherapeutisch »austherapiert« und höchstwahrscheinlich suizidal, als er Bilanz zog: So kann ich nicht leben und nicht sterben. Die Schmerzen rauben mir den Verstand. Ich werde diese Behandlung abbrechen. Was dann? Das einzige, was ich kann, ist Meditation. Im Sitzen, im Liegen, im Gehen, immer. Luanta = Vati, so nannten ihn die Menschen im Laufe der Jahre liebevoll, lebte seit seiner Kindheit im Tempel und er konnte wirklich unter allen Umständen meditieren. Die Behandlung hatte sich über mehrere Jahre gezogen, der Tumor wuchs, zerfiel stinkend. Mitten im Gesicht. Luanta war verzweifelt, am Ende (einer Lebensphase).

Am dritten Tag nach seiner Entscheidung, träumte er. Sein verstorbener spiritueller Lehrer erschien ihm und gab ihm die präzise Anweisung für eine Mischung aus elf Kräutern aus der traditionellen thailändischen Medizin und einer Baumrinde. Der Trank wird bis heute täglich von der Patientengemeinschaft gekocht und getrunken. Ambulante Patienten bekommen ihn geschickt. Der Hauptbestandteil der Therapie ist aber die Meditation. Einzeln und in der Gemeinschaft. Es kommen vegetarische Kost (ähnlich der anthroposophischen Tumordiät hierzulande) und moderne gruppentherapeutische Verfahren hinzu.

2018 nahm die Cannabismedizin Einzug in das Wat, nachdem Thailand Cannabis zur medizinischen Verwendung schon lange und inzwischen überhaupt legalisiert hat. Thailand ist ein buddhistisches Land. Der Buddhist befolgt möglichst fünf Gebote: Nicht töten, nicht lügen, nicht stehlen, kein Sex ohne Liebe/Treue, keine Drogen. Dabei geht es nicht um Unterdrückung oder Reglementierung, sondern darum, ein tragfähiges Fundament zu schaffen für Bewusstseinserweiterung und Erkenntnis bis hin zur Erleuchtung. Auch das ist kein Selbstzweck, sondern der einzige Weg, das Leiden der Lebewesen zu verringern. **Der thailändische Buddhismus versteht Cannabis immer mehr als Heilmittel und nicht mehr als Droge (»Rauschgift«) mit der entsprechenden negativen Bewertung.**

Luanta ist vollständig gesund geworden und immer noch der Abt der Einrichtung. 2017 habe ich mit ihm unterhalten können und ihn sehr gut in Erinnerung. Ein damals rundlicher Mann, der herzlich lachen konnte.

Ich werde Wat Khampramong wieder besuchen und Luantas Satz nicht vergessen: »**Der Krebs ist dein bester Freund: er wird als einziger mit dir sterben!**« So wenig die anthroposophische Krebstherapie allein auf die Mistelpräparate reduziert werden kann, so wenig ist es bei der Cannabismedizin mit Cannabispräparaten allein getan.

Mistel gegen Krebs?

Die Mistel *(Viscum* spp.*)* ist schon im letzten Jahrhundert vom Gründer der Anthroposophie, Rudolf Steiner, als »das Heilmittel« für Krebs empfohlen worden. Diese Erkenntnis dürfte intuitiv gewesen sein, er selbst beschreibt sie als Ergebnis imaginativer Praxis, wie er sie in seinem Basiswerk *Wie erlangt man Erkenntnis der höheren Welten* empfohlen hat.

Die in aufwändiger Weise (»unter Verwendung rhythmisierender Prozesse«, aus Wintersaft und Sommersaft) aufbereitete Mistel, eine parasitär auf Bäumen wachsende Pflanze, wird inzwischen von mehreren Firmen in Ampullenform und verschiedenen Stärken angeboten. Außerdem werden verschiedene Wirtsbäume benutzt. Helixor M beispielsweise wird aus frischer Apfelmistel gewonnen. Die Mistelpräparate haben einen festen Platz in der heutigen Komplementärmedizin, werden von den meisten Ärzten aber nur auf Drängen des Patienten oder dessen Verwandtschaft verordnet.

Cannabis ist weit wirksamer. Es gibt Arbeiten über die Wirksamkeit von THC in der Zellkultur, die Hoffnung machen. In jüngster Zeit wird verstärkt über die Tumorwirksamkeit auch von CBD berichtet. Es fehlen randomisierte, prospektive Doppelblind-Studien (siehe 1. Kapitel: »Meine Cannabismedizin«)

Palliativ[24] **wird Cannabis schon lange in der Krebstherapie benutzt.** Zur Appetitanregung und gegen die Übelkeit, die bei der Strahlen- und Chemotherapie nahezu immer auftritt, wird es regelmäßig eingesetzt. Die **kurative**[25] **Krebstherapie** mit Cannabis ist hingegen noch selten.

Allerdings gibt es einen sehr häufigen Krebs, bei dem ebenso häufig die vorgeschlagene Therapie abgelehnt wird. Julius Hackethal hat in den 70ern begonnen, Kritik an der etablierten Behandlung des Prostatakarzinoms zu äußern. Er war ein habilitierter, sehr renommierter Unfall- und orthopädischer Chirurg, der beim Prostatakrebs auf den Unterschied zwischen Haus-

[24] palliativ – abgeleitet vom lateinischen pallium = Mantel. Palliativ heißt also bemäntelt, umhüllt. Der Kranke wird während der palliativen Behandlung eingehüllt in Schmerzfreiheit und Fürsorge.

[25] kurativ – Die kurative Behandlung versucht, die Krankheit zu kurieren: zu bessern oder zu heilen.

tier- und Raubtierkrebs hingewiesen hat, und einer der Ersten, der mutig genug war, dem mächtigen Mainstream der Ärzteschaft entgegen zu treten und darauf aufmerksam zu machen, dass man am Beispiel des Prostatakrebses Folgendes lernen kann: Chemo- und/oder Strahlentherapie können durchaus die Prognose des Patienten verschlechtern, auf jeden Fall aber seine Lebensqualität. Beim Prostatakrebs kommt hinzu, dass die Radikaloperation aus anatomischen Gründen auch dann zu Inkontinenz und Impotenz führen kann, wenn ein Roboter eingesetzt wird. Der schneidet zwar wesentlich präziser, als es dem Menschen möglich ist, aber der Verlauf der Nerven im Prostatagewebe variiert, und das kann auch der Roboter nicht immer berücksichtigen. Er funktioniert übrigens nur, wenn der Mensch den »joy stick« bedient.

Hackethal starb nicht lange vor seinem 76. Geburtstag wahrscheinlich an Lungenmetastasen eines unbehandelten Prostatakarzinoms. Hätte er länger leben können, wenn er sich kurativ hochdosiert mit Cannabis behandelt hätte? Es gab und gibt keine evidenzbasierten Untersuchungen, die bei der Entscheidung helfen könnten. Also: Wenn man seinen Geburtsjahrgang (1921) berücksichtigt, dann ist Hackethal alt geworden. Er wird vermutlich nicht über Cannabis als Medikament nachgedacht haben, weil die Komplementärmedizin in den 70ern bis 90ern hauptsächlich mit Mistel, proteolytischen Enzymen und Psychoonkologie beschäftigt war.

Um es kurz zu machen: Ich selbst würde mich kurativ mit Cannabis behandeln lassen und unterstütze meine Patienten dahingehend, wenn sie die Entscheidung ernsthaft getroffen haben nach korrekter Diagnostik und eingehendem Gespräch mit dem Urologen, nach Einholen einer ärztlichen Zweitmeinung und mindestens einer Stippvisite in einer Selbsthilfegruppe.

Der Tumor ist ein Teil von uns

Die Thais im armen Nordosten (Isan) bringen ihre Schwerkranken ins Wat Kham Pramong, wenn sie in der Familie überfordert sind. Das passiert dort nicht so schnell, weil die Familien gut zusammenhalten. Also sind es meistens schon weit fortgeschrittene Krebserkrankungen, die die Patienten dort zusammenführen. Die Statistiken des Zentrums sind hinsichtlich der entlassenen Patienten seit Jahren in einer Hinsicht identisch: Etwa 25 Prozent der Kranken gehen heim. Bei Krebs kann erst nach fünf bis zehn Jahren von Heilung gesprochen werden, wenn die internationale Onkologie zugrunde gelegt wird. Deren Vertreter gehen im Regelfall von einer Feindschaft Mensch-Tumor aus. Ist das wirklich so? Krebs wird zweifellos als bösartig, hinterlistig und gemein erlebt. Diese Krankheit reißt Wunden in unser Leben und gleichermaßen in das unserer Kinder, Partner und Freunde. Müssen wir umdenken? Der Tumor ist ein Teil von uns, ein lebender Organismus, der von uns abhängig ist, wie die Mistel vom Wirtsbaum oder der Bandwurm vom Rind. Sollten wir diese Symbiose nicht zuerst verstehen und eventuell akzeptieren lernen, bevor wir anderen erlauben, den Krebs auszumerzen, also massiv in unseren Körper einzugreifen? Das mag für manche haarsträubend klingen. Es lohnt sich aber, darüber nachzudenken.

Ein Tumor kann auch Ruhe geben

Wir sterben alle, hauptsächlich infolge von Unfällen, an Herz-Kreislauf-Erkrankungen oder an Krebs. Unfällen und Herz-Kreislauf-Erkrankungen können wir mit Cannabis nicht vorbeugen oder Einfluss auf sie nehmen; bei Krebs lege ich meinen Patienten ans Herz, sich gut zu informieren, sich zu vernetzen und eventuell eine Selbsthilfegruppe zu gründen, wenn keine vorhanden ist.

Eine schwangere Frau hat natürlich keine Krebsgeschwulst im Bauch, und ein Patient mit Lebermetastasen und Ascites (Bauchwasser) ist nicht schwanger, obwohl er in der Seitenansicht so aussieht. Aber es gibt Parallelen: Der Fötus lebt ebenfalls parasitär in der Mutter. Seine vampiristische Seite zeigt er nicht sofort. Aber eine Blutarmut ist bei Schwangeren ein sehr häufiger Befund. Oder der Verlust eines Zahnes.

Der Fötus lebt vom Blut der Mutter, diese opfert sich quasi auf, stirbt aber nicht an der Schwangerschaft. Der Tumor hingegen wird nicht geboren, er wächst im Regelfall immer weiter, bis er oder eine seiner Tochtergeschwülste die Wand eines großen Blutgefäßes zerstört und eine massive innere Blutung den Patienten tötet. Oder der Tumor zehrt den Kranken allmählich auf. Oder er verschließt den Darm. Es gibt noch viele andere Möglichkeiten. Er kann aber auch Ruhe geben. Er geht zwar nicht zugrunde, aber er wächst nicht weiter. Dieser Befund ist häufiger als allgemein angenommen wird. Krieg und Frieden. Feindschaft oder friedliche Koexistenz. Aus dieser kann auch eine Remission werden, eine Rückbildung des Tumors bis zur Krebsfreiheit. Der sehr aggressive schwarze Hautkrebs (Melanom), der häufig schon Metastasen gesetzt hat, bevor der Primärtumor entdeckt wird, ist bekannt dafür, sich manchmal spontan zurückzubilden, wahrscheinlich auf Grund eines sehr effektiven Immunsystems.

Bob Marley litt am Melanom. Sein Primärtumor saß unter einem Großzehennagel, den er sich beim Fußballspielen verletzt hatte. Lunge und Leber waren schon befallen. Als Rasta war Cannabis für ihn heilig, und er hat reichlich Gebrauch davon gemacht. Aber es wurde damals noch nicht hochdosiert in der Komplementärmedizin benutzt. Die hieß noch Alternativmedizin und wurde in Deutschland von Josef Issels am Tegernsee in der privaten Ringbergklinik praktiziert. Ein Pionier und Einzelkämpfer, der von der etablierten Ärzteschaft als Scharlatan abgetan wurde. Er dürfte vom menschlichen Immunsystem und der Krebserkrankung eine Menge verstanden haben. Marleys Krankheit war zu weit fortgeschritten. Er wollte in Jamaika sterben, verließ deswegen die Klinik am Tegernsee, kam aber nur bis Florida. Wir wissen heute, dass das maligne Melanom gut auf die moderne Immuntherapie bei Krebs anspricht. Für Bob kam sie zu spät.

Kapitel 13

Ayahuasca, »Magic Mushrooms«, Coaches, Geistheiler und Schamanen

Gedanken über einen Hype

Es gibt seit einiger Zeit in so gut wie allen Großstädten Angebote, heilende Geistreisen anzutreten, schamanische Rituale in Anspruch zu nehmen oder explizit Ayahuasca unter Anleitung zu verwenden. Ayahuasca ist der Name einer Droge, die aus verschiedenen Pflanzen, darunter Lianen, vom Schamanen hergestellt wird, der sie während des Rituals selbst einnimmt und sie dem Hilfesuchenden verabreicht. Andere Anbieter verwenden Psilocybin (in »Magic Mushrooms«) oder Meskalin (im Peyote- und San-Pedro-Kaktus oder in chemisch reiner Form). Es handelt sich um starke Psychedelika. Bei Ayahuasca um **DMT (N,N-Dimethyltryptamin**[26]**)**, das auch in anderen Pflanzen vorkommt.[27]

Was suchen diese Menschen? Die meisten einen starken Rausch, der kleinere Teil eine spirituelle Erfahrung, einige wenige Heilung, im Regelfall von einer schweren, chronischen Erkrankung. Wie an anderer Stelle schon erwähnt, **hat auch THC eine – allerdings milde – psychedelische Wirkung.** Psychedelika lösen die gewohnten psychischen Strukturen auf bis hin zur Synästhesie: siehe Kapitel »Bewusstseinserweiterung in der Cannabismedizin«. Ich möchte diesen Faden jetzt wieder aufnehmen und weitergehen:

Eine Bewusstseinsveränderung ist meiner Erfahrung nach notwendiger Bestandteil und/oder die Voraussetzung einer Genesung oder gar

---

[26] DMT ist eine der stärksten bekannten psychedelischen Substanzen, die jeder Mensch als endogenes Molekül im Körper produziert. Noch potenter ist das Derivat 5-Methoxy-DMT (5-MeO-DMT), das ebenfalls ein endogener Ligand des Menschen ist.

[27] Manche Menschen melken das Sekret von DMT- bzw. 5-MeO-DMT-produzierenden Kröten (*Incilius alvarius;* früher *Bufo alvarius,* dt. Coloradokröte), das anschließend geraucht wird. Das Sekret enthält auch 5-HO-DMT, also Bufotenin, das strukturell eng mit N,N- und 5-MeO-DMT verwandt ist, aber nur schwache psychedelische Eigenschaften aufweist. (Manche erzählen, das Sekret der Kröte werde abgeleckt, was erstens psychedelisch unwirksam ist und zweitens sogar lebensgefährlich sein kann. Die psychoaktiven Tryptamine sind oral nicht wirksam, sondern benötigen einen MAO-Hemmer, um nicht vom endogenen (körpereigenen) Enzymsystem Monoaminooxidase (MAO) direkt nach der Einnahme abgebaut zu werden (in der Ayahuasca liegen die MAO-Hemmer in Form von Beta-Carbolinen aus der Ayahuasca-Liane *Banisteriopsis caapi* vor). Das Sekret enthält aber auch herzwirksame Bufotoxine, die wiederum oral wirksam sind. Ein Ablecken des Krötensekrets ist also nicht nur dumm und psychoaktiv nicht wirksam, sondern auch gefährlich.

Heilung. Für die meisten von uns scheint es dabei nicht ohne den Einsatz einer geeigneten Substanz zu gehen. Das ist sehr verständlich: Wir werden von Anfang an darauf geprägt, etwas einzunehmen, um uns besser zu fühlen. Einen Schluck aus der Mutterbrust oder Milchflasche, später einen Schokoriegel. Die Psychoanalyse spricht von **oraler Fixierung.** Aber schon das Neugeborene hat weitaus mehr Bedürfnisse als Hunger und Durst allein. Es könnte nass sein, wund oder Bauchschmerzen quälen es, weil es überbläht ist. Oder fehlen ihm Wärme und der Geruch der Mutter? Der erwachsene Patient hat sich im Laufe seines Lebens meistens damit abgefunden, dass er hauptsächlich ein Medikament rezeptiert bekommt, wenn er eigentlich Fachwissen, Erfahrung und Empathie benötigt. Die Erwartungen, die an Cannabis als Medikament geknüpft werden, sind oft unrealistisch.

Ein Beispiel: Ich bin überzeugt, dass es eine kurative Tumortherapie mit Cannabinoiden geben wird (siehe Kapitel »Krebs«). Sie ist in der Entwicklung. Ein Patient in Nong Khai (Stadt am Mekong, Grenzgebiet zu Laos) ließ mich im März 2023 zu sich rufen. Er wurde in der örtlichen Klinik stationär behandelt, weil er an Leberkrebs im fortgeschrittenen Stadium litt, mit Ascites (Bauchwasser) und starker Abmagerung, ausgeprägtem Ikterus (Gelbsucht) mit starkem Juckreiz. Ein skandinavisches Unternehmen, das Equipment für die Cannabiszucht vertreibt, war bereit, uns unbegrenzt hochkonzentrierte Cannabisextrakte mit jeweils 25 % THC und CBD zur Verfügung zu stellen. Der Kranke hatte sich aber vorgestellt, zur laufenden, vergleichsweise »milden« Chemotherapie einfach ein paar Tropfen Cannabis-Öl zusätzlich einzunehmen.

Damit hat er später den Juckreiz tatsächlich lindern und seinen Appetit steigern können, aber auf das Ausmaß einer kurativen Therapie war er nicht vorbereitet: Die enterale (= über den Magen-/Darmtrakt erfolgende) Aufnahme mehrerer Gramm THC und CBD in öliger Lösung innerhalb von 24 Stunden ist schwierig. Mit Durchfällen und Übelkeit muss gerechnet werden, und die Frage stellt sich, wann die Cannabinoide parenteral (meistens als Infusion) gegeben werden müssen. Es gibt wasserlösliche Aufbereitungsformen, und seit mehr als drei Jahrzehnten ist es möglich, Cannabis zu injizieren oder zu infundieren. Die praktische Umsetzung erfordert aber bis heute einen riesigen Aufwand.

Wenn Cannabis kurativ bei Krebs eingesetzt werden soll, wird die orale Gabe oder die Aufnahme über die Inhalation (Vaporizer) schnell an ihre Grenzen stoßen. Cannabinoide sind fettlöslich, und daher müssten mehrere Gramm als ölige Lösung oder als Zusatz zu den Nahrungsfetten gegeben werden, d.h. wir kommen schnell an die Grenze der oralen

Behandlung. – Sowohl CBD als auch THC sind in der Zellkultur bei diversen soliden Krebsarten gut wirksam. **In einer kurativen Krebstherapie werden sie als Infusion intravenös verabreicht werden müssen.**

Ob du es nun gern hörst oder nicht: **Der sicherste und völlig nebenwirkungsfreie Weg in der Auseinandersetzung mit Krankheit ist die Meditation, also ein über Jahrtausende bewährter Weg, einen höheren Bewusstseinszustand durch Übung zu erreichen** – einen Zustand erhöhter, gelassener Aufmerksamkeit auf die Gegenwart. Alle Sinne gleichwertig und gleichzeitig ganz wach. Das geht immer und überall und unter allen Umständen. Je mehr geübt wird, desto leichter geht es und wird allmählich als natürlicher Zustand erkannt. Es ist mir ehrlich gesagt ziemlich egal, was die Neurowissenschaftler bei Meditierenden mittels Hirnstromkurven und bildgebender Verfahren feststellen. Jeder regelmäßig meditierende Mensch kann Auskunft geben, wie sich die Praxis täglicher Meditation auf seinen Zustand ausgewirkt hat, körperlich und seelisch. Im Regelfall wird als Nebeneffekt von geringerer Infektanfälligkeit berichtet.

Petit mort, der kleine Tod

In allen tiefgehenden Behandlungen kranker Menschen wird bewusst oder unbewusst der Umstand berücksichtigt, dass **der Mensch nach der Befruchtung der Eizelle in zwei Welten lebt.** Jeder Mensch lebt etwa zehn Monate in der Gebärmutter, d.h. in einem schwere- und bedürfnislosen Zustand in konstanter Wohlfühltemperatur von 37° Celsius. Ernährt und mit Sauerstoff versorgt wird er durch die Nabelschnur. Mütterliches und eigenes Gewebe verzahnen sich in der Plazenta. Im Laufe der Zeit wird es dann eng für das Ungeborene bis zur Vertreibung aus dem Paradies infolge starker Kontraktionen der Gebärmutter. Mit der Geburt werden wir abrupt in die Welt der Leiden geworfen. Auch die sanfteste Geburt ändert daran nichts. Der Kaiserschnitt erst recht nicht. Hast du je ein Neugeborenes gesehen, das sich über seine Geburt freut? Das Gegenteil ist der Fall. Es schreit normalerweise wie am Spieß!

Der vorgeburtliche Zustand gerät keineswegs in Vergessenheit, ganz im Gegenteil: Je kälter und liebloser die Welt ist, in der wir leben, desto mehr sehnen wir uns in die Gebärmutter zurück. Im Traum kommen wir dem vorgeburtlichen Dasein oft nah: Schwerelos fliegen wir über das Land oder das Meer. Der Orgasmus mag einen kurzen Eindruck gewähren. Ob länger oder kürzer: Es bleibt der *petit mort,* der kleine Tod. Er stillt die Sehnsucht für eine Weile. Sie kommt garantiert zurück! Mit Vergessenheit ist übrigens nicht die fehlende Erinnerung im engeren Sinn gemeint. Die meisten Menschen können sich nicht an Erlebnisse erinnern, die vor ihrem zweiten Lebensjahr passiert sind – Stichwort Hirnentwicklung.

An dieser Stelle scheint mir ein Gedanke über den Narzissmus angebracht. Wenn wir unter gefühlskalten und aggressiven Erwachsenen aufwachsen, werden wir auf uns selbst zurückgeworfen und kompensieren unsere Machtlosigkeit mit Größenfantasien. Wenn wir um unserer selbst willen nicht geliebt werden, prüfen wir ständig (wie Narziss in Ovids *Metamorphosen*) in allem, was spiegelt, ob wir schön genug sind, um geliebt zu werden. Caravaggios berühmtes Bild ist einzigartig und sehr anschaulich. Mit dem Begriff »narzisstisches Zeitalter« ist der Umstand gemeint, dass immer mehr Menschen in extremer Selbstbeschäftigung verstrickt sind und bewundert werden wollen (sekundärer Narzissmus[28]). Denn ohne Anerkennung und Applaus fühlen sie sich nicht wohl. Es macht einen großen Unterschied, ob Narzissten empathisch oder gefühlsarm sind. Der Übergang zum gefühllosen, eiskalten Psychopathen ist fließend.

Die Ära der Gruppentherapien

In diesem narzisstischen Zeitalter der Influencer, Personal Trainer und Coaches etc. entsteht nun ein Hype um schamanische Initiationsrituale, denn darum handelt es sich ursprünglich – **um die Einweihung und Aufnahme in die Welt der Erwachsenen.** Ich finde es bemerkenswert und möchte dazu Stellung nehmen, weil es den Bereich der Cannabismedizin berührt. Ab drei Personen, die miteinander zu tun haben, auch wenn sie anfangs vielleicht nur den Raum teilen, können wir von einer Gruppe sprechen. Die Ära der Gruppentherapien begann in den 70ern; ein wesentlicher Verfechter war Bhagwan Shree Rajneesh, später Osho, ein indischer Philosoph, der ein spirituelles Erwachen erlebt hatte. Seine geistigen Wurzeln liegen im Hinduismus, bei Lao-Tse (Taoismus), Krishnamurti, natürlich bei Gautama Buddha und im japanischen Zen-Buddhismus.

Als immer mehr Menschen in seinen Ashram nach Poona strömten, blieb Osho keine andere Wahl. Die Menschen suchten Sinn und Erfüllung in ihrem Leben. Ihre Fragen konnten von den etablierten Religionen und Philosophien nicht befriedigend beantwortet werden. So weit, so gut, aber Bhagwan sah kranke Menschen vor sich. Neurotiker und schwer kranke Menschen. Muskulär und emotional gepanzerte, meistens weiße Frauen und Männer, die wegen ihrer Symptome gar nicht imstande waren, aus den traditionellen Verfahren (Kontemplation, Meditation, Yoga) Nutzen zu ziehen. Nicht wenige dürften an ADHS gelitten haben. Wie bitte soll jemand

[28] Narzissmus: primärer und sekundärer. Die Zusammenfassung in Wikipedia ist sehr empfehlenswert. Wer mehr wissen will, informiere sich bei Kohut, Grunberger und Wurmser, Winnicott und Balint.

mit unbehandelter ADHS still sitzen in der vorgeschriebenen Meditationshaltung (7-Punkte-Haltung)?

Es blieb ihm keine andere Wahl, er »verordnete« den Neuankömmlingen Gruppentherapie, genauer: die modernste und »härteste« Gruppentherapie seiner Zeit. Carl Rogers hatte die Encounter-Gruppen in die Welt gesetzt. In Poona blieben die Gruppenmitglieder mehrere Tage ununterbrochen zusammen. Körperliche Gewalt war verboten. Bessere Gruppenleiter als in Poona dürften damals weltweit schwer zu finden gewesen sein. Daneben entwickelte Bhagwan intensive, bis heute beispielhafte neue Meditationsformen, in denen Bewegung eine große Rolle spielt, um chronifizierte körperliche Spannungen und muskuläre Panzerungen (Wilhelm Reich) abzubauen. Bhagwans Dynamische Meditation kann heute noch sehr empfohlen werden, wenn sie nicht als Turnübung missbraucht wird. Das Gleiche gilt für die Kundalini-Meditation.

Es entstanden etwa gleichzeitig auch andere wichtige Gruppentherapien, in denen Emotionen ausgedrückt und Spannung abgebaut werden. Arthur Janov (»Primal scream« = Urschreitherapie) gab auch Einzelsitzungen. John Lennon war einer seiner Patienten. Etwa gleichzeitig, nur auf der Ostseite der USA, entwickelte Daniel Casriel in der Arbeit mit Heroinabhängigen seine Gruppentherapie des »New Identity Process«. Auch hier tropft nach wenigen Stunden das Kondenswasser von Wand und Decke.

Immerhin einen Einblick in Gruppendynamik ermöglicht das beliebte RTL-Dschungelcamp. Dort werden zwar B-Promis gekauft, die überdurchschnittliche narzisstische Bedürfnisse haben dürften, aber immerhin bekommt der Zuschauer einen Eindruck, was passiert, wenn einige Menschen ohne Medien, Genussmittel und teures Essen auf (relativ) engem Raum zusammenleben. Ob sie wollen oder nicht, alle werden über kurz oder lang auf sich selbst zurückgeworfen. Ich habe im Laufe meines Lebens an vielen Gruppen teilgenommen: an Selbsthilfegruppen im engeren Sinn, an therapeutischen Gruppen als Patient, Lernender und lange auch als Gruppenleiter und halte sehr viel von Gruppentherapie.

Über-Ich, Gruppenleiter und Schamanen

In jeder Therapie stößt der Patient auf seinen »inneren Richter«. Gemeint sind seine internalisierten Gebote und Verbote, hauptsächlich aus der Erziehung. Mit Gewissen ist etwa das Gleiche gemeint. Freud hat den Begriff **Über-Ich** eingeführt. Das Über-Ich muss nicht abgemildert und individuell umgestaltet, es muss zertrümmert werden, damit der Patient befähigt wird, seine eigenen moralisch-ethischen Grenzen und Werte zu finden. Otto Gross war vielleicht der intelligenteste Schüler Freuds. Bei ihm habe ich diesen Gedanken gefunden. Freud hat ihn einfach ignoriert und die Folgsameren bevorzugt: C.G. Jung und danach Ferenczy. Aber auch sie fielen bald in Ungnade. Alle waren Alpha-Typen, Führungspersönlichkeiten.

Damit sind wir beim Gruppenleiter und haben somit alle Elemente dieser teilweise sehr teuren Seminare beisammen: Psychedelische Substanzen, die in einem gruppentherapeutischen Setting verabreicht werden. Der Gruppenleiter muss kein Freud oder Jung sein, aber er wird sich legitimieren müssen. Welches Anliegen hat er? Was treibt er, wenn er nicht gerade Ayahuasca- oder LSD-Seminare anbietet? Hat er Erfahrung? Weiß er, was er tut? Diese Fragen sind nicht nur legitim, sie müssen beantwortet werden.

Wenn du Glück hast, triffst du auf einen Schamanen, der sich nicht selbst ernannt hat, sondern in einer Tradition steht (selbsternannte Schamanen sind keine). Ich habe in meinem Leben einige Schamanen und »Heiler« kennengelernt. In Europa und Asien. Als Patient und Lernender. Das Glück, das Carlos Castaneda[29] hatte – von einem mexikanischen Schamanen in die Ausbildung genommen zu werden – ist mir nicht widerfahren, aber ich bilde mir ein, gelernt zu haben, die Spreu vom Weizen zu trennen.

In einer (m.E. nicht untypischen) sibirischen Tradition gibt der Schamane sein Wissen an einen jungen Menschen weiter, den er für geeignet hält. Meistens wohnt er im gleichen Dorf und hat immer Zerstückelungsträume; sehr oft wird er im Traum geköpft. Der Schamane führt ihn in die Welt des normalerweise Unsichtbaren ein. Ein Schutz- oder Krafttier (Krähe, Wolf, Schlange u.a.) ist obligatorisch. Die Fähigkeit des Schamanen, Heilpflanzen zu finden und mit ihnen umzugehen, ist meistens weit entwickelt. Ein Schamane fällt mühelos, ohne Effekthascherei und Mätzchen, in einen Trance-Zustand.

Vorsicht vor Scharlatanen!

Alle Selbstanpreisungen und Preisvorstellungen im vierstelligen Bereich für ein Wochenendseminar sind verdächtig. Ich gehe davon aus, dass höchstens 10 Prozent der sogenannten Schamanen in einer schamanischen Tradition stehen. Bei den anderen Heilern, Sehern und Coaches könnte es sich teilweise um narzisstisch schwer gestörte Menschen handeln, vereinzelt um größenwahnsinnige Überzeugungstäter, aber auch um gescheiterte Existenzen und Scharlatane. In dieser Zeit der überbordenden Informationsmengen beobachten wir eine steigende Nachfrage nach Initiationsritualen – Initiation als Eintritt (Einführung) in die Welt der Erwachsenen.

---

[29] Carlos Castaneda: US-amerikanischer Anthropologe, der einige Bücher geschrieben hat, u.a. *Die Lehren des Don Juan.* Seine Begegnungen und Erlebnisse mit dem indianischen (Yaqui-)Medizinmann Juan Matus sind teilweise fiktiv, erlauben aber einen profunden Einblick in den Schamanismus.

Kann es sein, dass wir seelisch schneller erwachsen werden müssen als jemals, um unser Leben zu meistern? Materiell leben die Menschen auf der Nordhälfte der Erdkugel in relativem Wohlstand und in Sicherheit, während auf der südlichen Hälfte ums blanke Leben gekämpft wird. Spirituell scheint es genau umgekehrt zu sein.

Fazit: Es könnte teuer werden oder es könnte dich teuer zu stehen kommen, auf dieser Modewelle mitzuschwimmen. Du kannst es aus meiner Sicht einfacher, erheblich preiswerter und sicherer haben. Im letzten Kapitel wird das »Geheimnis« einer **cannabismedizinischen Intensivtherapie** gelüftet.

Kapitel 14

Leben ohne Ende

oder Ein Ende der Illusionen

Wie wird die Medizin der Zukunft aussehen? Es werden Köpfe verpflanzt werden, falls es den Technokraten nicht gelingen sollte, Backups unserer im Gehirn gespeicherten Erfahrungen und Erinnerungen anzufertigen und auf lebendige Materie oder Künstliche Intelligenz (KI) zu übertragen. Davon ist aber auszugehen. Die menschliche Kreativität ist gewaltig. Die menschliche Destruktivität ebenso.

Leben am Ende unserer bisherigen Zeitrechnung. Leben in Extremen. In den Slums leben die Armen im Dreck und vom Abfall der Reichen. Die reichen Ladies lassen sich als Sklaven der Schönheitsindustrie (und skrupelloser Schönheitschirurgen[30]) an Nase, Jochbein, Brüsten und Gesäß Implantate setzen und z.B. in die Lippen Botulismus-Toxin spritzen, um die peripheren Nerven zu lähmen, damit die Damen glatt und dicklippig aussehen. Wofür eigentlich? Um die perversen Blowjob-Fantasien ihrer bekloppten Schlipsträger daheim zu befriedigen? Die Privatversicherten werden massiv überversorgt. Die Armen können Schlange stehen, bis der Schalter schließt. Komm morgen wieder, wenn du dann noch lebst.

Und die Herren reisen in Scharen in die Türkei oder andere Staaten, um sich behaarte Hautareale vom Hinterkopf in den Stirnbereich verpflanzen zu lassen. Das verstehe ich vor dem Hintergrund, dass immer mehr Männer gewaltige Vollbärte und Glatze tragen, eher noch weniger.

Leben in Extremen

Die thermische Katastrophe rückt näher und wir tanzen am Rand des Vulkankraters. Manisch-depressiver Grundrhythmus. Gibt es noch Aussicht auf

[30] Schönheitschirurgen – Ich frage mich manchmal, warum es von den Bürgern geduldet wird, dass – im Regelfall reiche – Bürgerkinder ein sehr teures Studium weitgehend zu Lasten der Steuerzahler absolvieren dürfen, um dann eine Facharztausbildung zu durchlaufen, einzig und allein mit dem Ziel, neurotischen Gutverdienern und viktimisierten Ladies unnötige Operationen überteuert zu verkaufen. Plastische Chirurgie hingegen beschäftigt sich mit der Linderung und – im besten Fall – Heilung schwerer Leiden: Lippen-, Kiefer-, Gaumenspalten, Rekonstruktion schwerer Gesichtsverletzungen oder zum Beispiel nach Abtragung des Brustdrüsenkörpers wegen Krebs (Mammakarzinom: derzeit häufigste Krebsform). Dabei handelt es sich um die Arbeitsgebiete der HNO-Ärzte, der Allgemein- und Kieferchirurgen. Dagegen empfängt der Schönheitschirurg seine Klientel in exklusivem Ambiente, um ihr die Ohren anzulegen und – alle paar Monate oder Jahre – die Nase zu verändern.

Heilung? Besserung? Linderung? Es ist nicht wie beim Krebs, es ist Krebs. Kollektiver Krebs. Ungehemmtes Wachstum unterdrückten Lebens. Perversionen wie Metastasen. Pädophilie. Obsessiver Sex. Der muskelbepackte Körper als Ideal, Sixpack und Monsterbrüste als Fetisch. Das könnte jetzt endlos weitergeführt werden, ist nur völlig belanglos.

In den Entwicklungs- und Schwellenländern wird jede Hand gebraucht. Im Westen werden Hände und Arme extrem trainiert und quasi zur Selbstbefriedigung benutzt. Sieht das denn keiner? Klar, alle sehen das. Aber immer beim anderen. Es ist nicht allein die Zeit der Extreme, sondern auch das Zeitalter der Projektion. Den Splitter im Auge des anderen sehen wir sofort. An den Balken in unserem sind wir gewöhnt. Betriebsblindheit.

Selbstverständlich birgt dieses Buch ein »Geheimnis«, und das wird jetzt, ganz zum Schluss, enthüllt. Wir sind alle überversorgt mit Informationen jeder Art und geprägt auf Spannungsaufbau und -steigerung. Bis zum Showdown. Den liefere ich jetzt.

Anleitung zur Selbsterforschung

So kannst du vorgehen, wenn du früher oder später (meist im Alter zwischen 40 und 50 und aufwärts) merkst: »Das« geht nicht mehr weg. »Das« kann auch früher beginnen: Es kann der chronische »Kreuz«-Schmerz sein, der »Rücken«, die ständige Überblähung und Verstopfung, die anhaltende Niedergeschlagenheit, die Schlaflosigkeit, der chronische Husten, die hartnäckige Schuppenflechte, um nur einige Beispiele zu nennen. **Ich wiederhole: Akute Symptome und alle Herz-/Kreislauferkrankungen gehören nicht in das Spektrum der Cannabismedizin.**

Wenn du dies berücksichtigst, kannst du folgendermaßen vorgehen:

1. Du musst nicht warten, bis dir die Prognose gestellt wird (direkt oder zwischen den Zeilen): Deine Zeit läuft ab. Du stellst sie dir selbst und **lebst von jetzt an, als wäre jeder Tag dein letzter.** Damit würdest du einen großen Schritt aus der Standard-Illusion wagen, die besagt, dass du der Einzige bist, der nicht stirbt. So grotesk es klingt: Davon sind wir mehr oder minder alle überzeugt. Es funktioniert nach Lehrmeinung (Psychoanalyse) durch Verdrängung, Abspaltung und Reaktionsbildung. Wer mehr darüber erfahren will, mache sich kundig. Besonders ernst nehmen solltest du diese Theorien nicht, sie führen dich nicht weiter. Der kassenärztlich tätige Psychotherapeut braucht sie, um die Kostenübernahme deiner Behandlung bei der Krankenkasse durchzusetzen.

2. Stattdessen suche dir lieber **einen ruhigen Ort, an dem du für einen Zeitraum von 12 bis 36 Stunden (oder länger) ungestört bist.** Das hört sich leichter an, als es vermutlich ist. Wenn du finanziell beweglich bist, nimm dir ein Zimmer mit Balkon oder Terrasse an einem See oder mit Bergblick. Bist du knapper bei Kasse, wirst du improvisieren müssen. An heißen Sommertagen hat es sich bewährt, den Weg eines meiner Patienten einzuschlagen: Er hatte für seine kleine »*Vision Quest*«[31] seinen Balkon bis auf den Gussbetonboden (warm, weil Hochsommer) abgeräumt und eine Schneise durch das Schlafzimmer bis zum Badezimmer geschlagen, um so lange wie nötig allein sein zu können. Als er auf dem Balkon versuchte, sich einfach auf den Rücken zu legen, stellte er fest, dass es anfangs gar nicht möglich war. Er hatte nur im Bereich des Brustkorbs Grundberührung, und es dauerte eine ganze Weile, bis er schmerzfrei mit ausgestreckten Armen und Beinen auf dem warmen Beton liegen konnte.

3. Jetzt geht es zur Sache: Du kommst an dir selbst nicht vorbei, wenn du wissen willst, wie es in deinem Leben und mit deiner Gesundheit weitergehen kann. Du hast alle Vorbereitungen getroffen, bist jetzt bis auf Weiteres allein mit dir, hast genügend Wasser und Obst. Die Tür ist zu, Klingel, Handy, TV usw. sind abgeschaltet. Vielleicht hast du schon angefangen zu fasten. **Modifiziertes Fasten** reicht, beispielsweise Obst- oder Reisfasten. An dieser Stelle solltest du, sofern es noch nicht geschehen ist, mit dir selbst die Abmachung treffen, die Finger vom Bücherregal zu lassen. Das Handy ist sowieso abgeschaltet. Der Dalai Lama ist einmal gefragt worden, was die Schüler im Westen nicht können. Er hat, wie so oft, gelacht und seine Antwort war: Sie können nicht einfach da sein. Wie unter einem Zwang müssen sie immer irgendetwas tun. Für die gegenteilige Erfahrung haben wir jetzt gute Voraussetzungen geschaffen. Ich rate dir an dieser Stelle nicht zu einer Erfahrung in der Gruppe (siehe Kapitel »Bewusstseinserweiterung in der Cannabismedizin« und »Ayahuasca«), sondern schlicht und ergreifend: **Bleib mal eine Weile für dich und faste von deinem eingespurten Verhalten.**

4. Vermutlich werden anfangs Gedanken, Erinnerungen und Gewohnheiten durcheinanderpurzeln. Erinnere dich nach Möglichkeit an deinen letz-

---

[31] »*Vision Quest*« – ursprünglich ein Bestandteil der spirituellen Praxis der Hopi-Indianer. Es wurde versucht, Kontakt zu einem »*leading spirit*« aufzunehmen, um Fragen nach dem eigenen Leben, dessen Sinn und Fragen nach Transformation und Heilung beantwortet zu bekommen.
Ursprünglich und heute noch wird dieser Weg in die Wildnis beschritten. Für unsere Zwecke reicht die abgespeckte Variante.

ten Geburtsvorbereitungs-Kurs und atme tief (Zwerchfellatmung) in den Bauch. Auch Männer, die am Kurs ihrer Partnerin nicht teilgenommen haben, sind zu tiefer Atmung fähig. Versuche, die Gedanken und Empfindungen kommen und gehen zu lassen, bis du ruhiger wirst. Vielleicht besucht dich eine Krähe und leistet dir Gesellschaft. Oder eine Taube.

Wenn du ruhiger geworden bist, siehst du dich sehr wahrscheinlich mit deiner Gewohnheit konfrontiert, dich abzulenken – nur mal kurz die Nachrichten, ein kleiner Blick in die sozialen Medien. **Lass für den Moment (und die folgenden) einmal die Finger vom Smartphone, Laptop, TV, Radio.** Erinnere dich, du wolltest klären, wie du damit umzugehen gedenkst, dass du nicht mehr die oder der Jüngste bist und chronische Beschwerden hast, die »nicht mehr weggehen«. Vielleicht bist du auch nur überzeugt davon, weil du etwas vergessen hast:

5. **Die meisten von uns machen als Kind die Erfahrung, dass sie krank werden und nach unterschiedlich langer Zeit wieder gesund.** Das hört sich an wie eine glatte Selbstverständlichkeit, ist es aber nicht. Vielen Menschen wird vermittelt, dass sie »selbst schuld« sind, dass sie etwas falsch gemacht haben, wenn sie erkranken. Krankheit kann als Makel, Schwäche, Ausdruck einer Unzulänglichkeit verstanden werden. Zum Glück erleben aber die meisten Menschen Krankheit als vorübergehenden Zustand, der zu Ende geht. Danach sind wir wieder gesund und glücklich.

Wir versuchen jetzt diese **basale Erfahrung** wachzurufen und auf ihr aufzubauen. Sie sollte auf keinen Fall in Vergessenheit geraten. Erst recht nicht jetzt, nachdem wir begonnen haben, uns mit unseren chronifizierten Beschwerden auseinanderzusetzen. Wir werden keine neue Wirbelsäule bekommen und kein jugendliches Knie- oder Hüftgelenk. Allenfalls eine Prothese. Aber wir können uns jetzt auf unserer Suche nach unserem individuellen Weg einen Zustand vorstellen, in dem wir uns gesund und beweglich fühlen.

Vielleicht hebt die Krähe vom Balkongeländer ab, und wir bleiben mit ihr eine Weile in unserer Fantasie verbunden, wie sie schwerelos durch die Luft gleitet. **Ob du in deine Suche Cannabis einbaust,** indem du den Vaporizer benutzt oder dir einen Cannabis-Muffin gebacken hast, bleibt dir überlassen. **Von stärkeren psychedelischen Substanzen (z.B. Psilocybin) würde ich dir abraten.** Solltest du sie benutzen wollen, tu dies besser in einer Gruppe oder in kundiger Begleitung (siehe Kapitel »Bewusstseinserweiterung in der Cannabismedizin«). Die Vorstellung, dass unsere Krankheit ein vorübergehender Zustand ist und dass Leiden endlich ist, solltest du erst recht dann beibehalten, wenn dein Tod nah ist.

Wir leben gewissermaßen im Gefängnis. Lebenslänglich und unter Todesstrafe. Eingesperrt in unsere Körper, beherrscht von der Vorstellung,

Krone der Schöpfung zu sein und im Recht, andere Lebewesen zu verwenden, wie es uns beliebt. Wie schmeckt eigentlich Krokodil? Wie Strauß? Oder Känguru? Fragen sich Humboldt-Kalmare auch, wie Mensch schmeckt, wenn sie durch die Überwärmung der Meere Ufer nah auf Raubzug gehen? Schmeckt er ohne Neopren besser als mit?

Wir leben als Gefangene – solange wir an der Illusion festhalten, ein Selbst zu haben und dieses auszubauen, zu stärken und sich mit anderen zu vergleichen und in Wettstreit zu treten. Die Psychoanalyse hat sich in den 70ern mit dem Unterschied zwischen Ich und Selbst beschäftigt und dabei regelrechte ideologische Grabenkämpfe ausgefochten. Allmählich begreifen wir auch kollektiv, was wir angerichtet haben, wie tollpatschig, behäbig und letztlich brutal wir mit den anderen Lebewesen und Mutter Erde umgehen. Von einem Extrem zum anderen: die Schlachthauskultur, die aus Nordamerika kommt und nach deren Vorbild die deutschen Konzentrationslager organisiert wurden, auf der einen Seite – und auf der anderen der Veganer, dem die Eiweißquelle der Zukunft aus ideologischen Gründen versperrt bleibt: Insekten und deren Eier. Ameiseneier beispielsweise sind eine hervorragende und leckere Proteinquelle.

Das Sterben akzeptieren

Ich halte es für angebracht, den Umstand, als Mensch geboren zu sein, mit Dankbarkeit zu betrachten. Weil wir nicht irgendwann, wenn das Schlachtgewicht erreicht ist, zur Tötung getrieben werden. Es kann sein, dass wir die einzigen Lebewesen auf diesem Planeten sind, die sich ihrer Sterblichkeit bewusst sind. Dieser Sachverhalt würde die Dankbarkeit schon einmal stark relativieren. Sie bleibt aber meines Erachtens empfehlenswert, weil wir uns nicht selbst verwirren sollten.

Wenn du fürchtest, im Leid unterzugehen, und/oder der Tod an die Tür klopft, gibt es nur einen bewährten Weg: Verliere deine Leidensgefährten unter keinen Umständen aus den Augen! Gib nicht auf, gib ab. Du wirst ebenso nackt gehen, wie du gekommen bist. »*You can't take nothing with you but your soul*« (John Lennon). Du wirst gehen, und es wird dir wie den anderen ergehen. Nichts Besonderes. Ein Glied der Kette von Zeiträumen und Zuständen, die wir Leben nennen. Alter ist keine Krankheit, das Sterben gehört zum Leben.

Sei vorsichtig! Überlege es dir gut, ob du dich auf die Suche machst: Du wärst nicht der Erste oder die Einzige, der oder die zu dem Ergebnis kommt, dass du die Tretmühle, in der du dich aus lauter »guten« Gründen befindest, zügig verlassen willst: Sozialversicherungspflicht, Mietpreis-Explosion, Beziehungsprobleme, Mobbing auf der Arbeitsstelle, weil du dich z.B. einen Dreck um Fashion und Styling scherst. Du könntest auf deiner Suche an dieser Stelle stehen bleiben. Dann hättest du zwar eine Bilanz gezogen, dein Geist wäre aber nicht frei geworden für eine Vision, und sei sie noch so klein. Es hat gute Gründe, die Suche auf zwei bis drei Tage zu veranschlagen. Vorher bleiben die meisten von uns in diesem Wust aus Gedanken und Erinnerungen stecken. Nichts wird klar.

Zurück also zu Punkt 1. Akzeptiere, dass du früher oder später sterben wirst. Es ist klug und hilfreich, sich dieser Tatsache bewusst zu werden, ohne sofort zur Tagesordnung überzugehen. Unsere Geburt und unser Tod sind die Eckpunkte unseres Daseins. Das alte Bild vom Gevatter Tod, der dem Arzt die Heilung erlaubt, wenn er am Kopf des Patienten steht, wird heutzutage in die Märchen-Abteilung verwiesen. Steht der Tod am Fußende des Patientenbettes, wird dieser sterben. Steht er am Kopf, wird er leben, selbst wenn der Arzt nur Unfug anstellt. Meine Übersetzung in modernes Denken lautet: Der Arzt ist auf Grund seiner Ausbildung und Erfahrung imstande, die Prognose für den Kranken zu stellen. Von Berufung und Intuition spreche ich gar nicht. **Es geht immer um die Position des Todes im Leben des Patienten,** und der Arzt »sieht« den Tod, im Gegensatz zum Patienten und dessen Angehörigen.

Sich mit dem Tod auseinandersetzen

Das Tibetische Totenbuch (Bardo Thödol), das aus dem 8. Jahrhundert stammt und eine präzise Schilderung des Sterbevorganges bis hin zur nächsten Inkarnation bietet, ist in den späten 60ern und in den 70ern von Timothy Leary, Ralph Metzner und Richard Alpert (Ram Dass) sehr kreativ als Reiseführer durch die LSD-Erfahrung genutzt worden. Die Zeit ist nicht stehengeblieben, und die Zeit der Acid-Freaks ist lange vorbei. Aber auf einen zentralen Punkt möchte ich hinweisen: **Im Tod wie auch nach der Einnahme potenter Psychedelika** (siehe Kapitel »Bewusstseinserweiterung in der Cannabismedizin«) **tritt die tiefste und umfassende Erfahrung sofort ein, ganz am Anfang, sehr schnell, sehr stark und kurz. Sie ist verbal nicht zu vermitteln.**

Die viel beschriebenen außerkörperlichen »Nahtoderfahrungen« beschäftigen sich mit einer späteren Phase des Sterbevorgangs oder (banal) des LSD-Trips. Es ist sinnvoll und sehr realistisch, sich auf den Tod vorzubereiten. Dein Tod kann heute stattfinden. Vergiss den Helm nicht, wenn du aufs Motorrad steigst, und deinen Blutdrucksenker auch nicht! Aber versuche auch immer und immer wieder, den Schleier der Illusionen zu zerreißen, der uns von der Wahrheit trennt. Wir vergeuden den größten Teil unserer Zeit damit, uns mit Nebensächlichkeiten zu beschäftigen: Karriere, Konkurrenz, Politik, um nur einige zu nennen. Auch karitative

Alibihandlungen zählen im Hinblick auf deinen Tod nichts. Was immer du freiwillig und liebevoll für andere tust und getan hast, ist relevant. Einstein und Hawkins waren gläubig, Freud nicht. Er hat bis zum letzten Tag gearbeitet und sich seine erste und letzte Morphinspritze geben lassen, als sich sein Hund von ihm abwandte, weil der faulende Krebs in seinem Gesicht so penetrant stank. Ich glaube, er stand den Menschen liebevoll gegenüber.

Wir hängen alle am Leben. Wir wissen, was wir haben. Cannabis kann, wenn es korrekt angewendet wird, vor allem alten und schwerkranken Menschen eine große Hilfe sein. Es steigert den Appetit, hebt die Stimmung, lindert Schmerzen und schenkt uns erholsamen Schlaf, zu dem auch Träume gehören (REM-Phase des Schlafes). Die Auseinandersetzung mit unserem Tod wird durch Cannabis zumindest nicht blockiert. Im Gegenteil: Für manche Menschen ist sie unter Cannabis überhaupt erst möglich.

Zum Autor

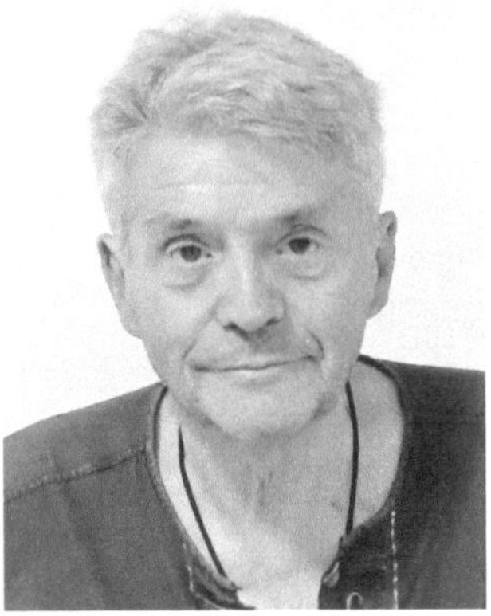

Dr. med. Bernd Wessollek ist ein Pionier in Sachen Cannabismedizin. In seiner Praxis behandelte er über viele Jahre erfolgreich zahlreiche Patienten, die durch den Einsatz von Hanfmedizin ein besseres Leben zu führen in der Lage sind. Heute arbeitet er ehrenamtlich und ist in beratender Funktion tätig.

Die Schibano Pharma setzt mit ihren innovativen und nachhaltigen Lösungen in Form von Pharma- und Medizinprodukten Massstäbe in der Linderung omnipräsenter Krankheitsphänomene unserer modernen Gesellschaft.

schibano.
swiss pharma

www.schibano-swiss-pharma.com

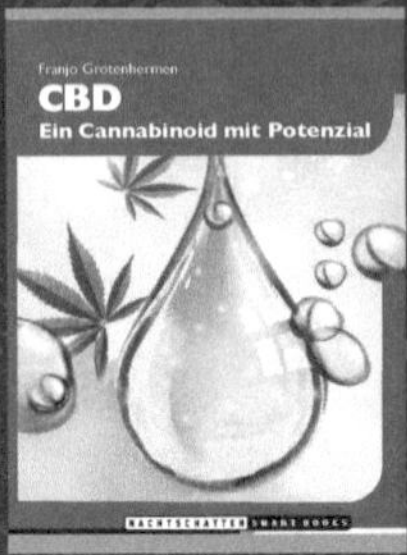

Franjo Grotenhermen

CBD
Ein Cannabinoid mit Potenzial

CBD für die Westentasche: Dieses Smart Book informiert zuverlässig über den vielfältigen medizinischen Nutzen und die mögliche Anwendungvon Cannabidiol.

ISBN 978-3-03788-642-7, 120 Seiten, Format DIN A6, Broschur

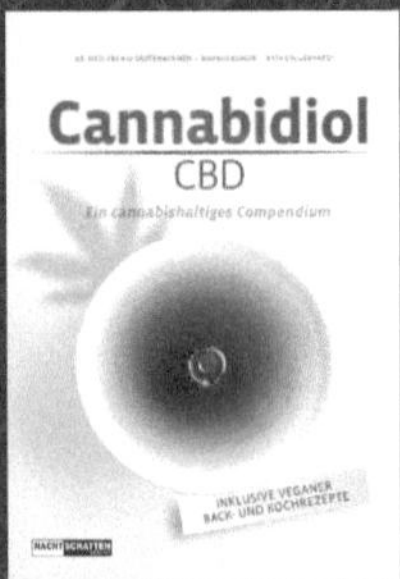

F. Grotenhermen, M. Berger, K. Gebhardt

Cannabidiol CBD
Ein cannabishaltiges Compendium

Das Buch vermittelt den aktuellen Stand zum therapeutischen Potenzial von Cannabidiol (CBD) sowie seiner Verwendung in Theorie und Praxis. Mit Koch- und Backrezepten.

ISBN 978-3-03788-369-3, 160 Seiten, 17 × 24,5 cm
durchgehend 4-farbig, Hardcover

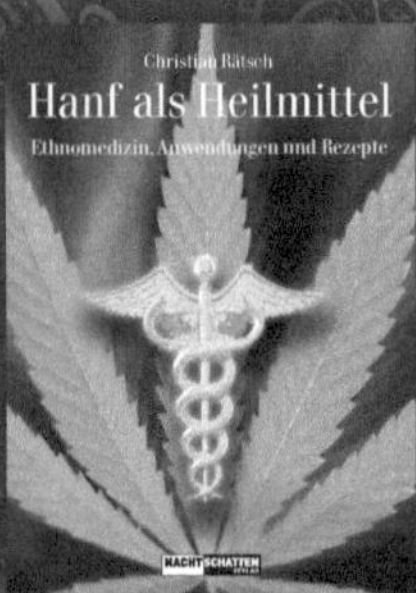

Christian Rätsch

Hanf als Heilmittel
Ethnomedizin, Anwendungen und Rezepte

Seit mindestens 6000 Jahren wird Hanf als Faserlieferant, als Nahrung und Genussmittel kulturell genutzt, aber auch seine vielseitigen medizinischen Qualitäten wurden früh entdeckt. Vorwort von Franjo Grotenhermen.

ISBN 978-3-03788-390-7, 224 Seiten, 19,5 × 26,5 cm
Farbfotos, illustriert, Pappband

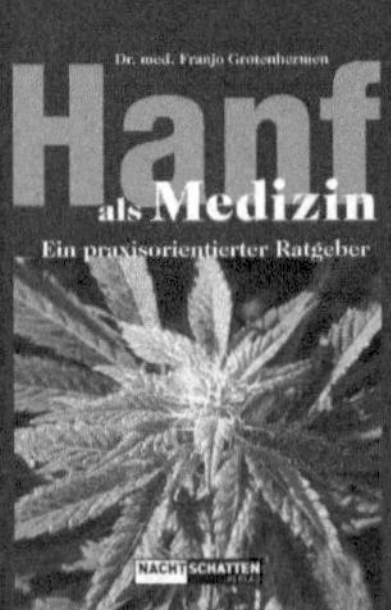

Franjo Grotenhermen

Hanf als Medizin
Ein praxisorientierter Ratgeber

Dieses Standardwerk gibt umfassend und gut verständlich Auskunft über die Möglichkeiten der Behandlung mit Cannabis und dem Cannabiswirkstoff Dronabinol. Ausführlich werden Anwendungsgebiete, Nebenwirkungen, Dosierungen und mögliche Wechselwirkungen mit anderen Medikamenten vorgestellt und erläutert.

ISBN 978-3-03788-285-6, 216 Seiten, 14 × 22,5 cm, Broschur

NACHTSCHATTEN VERLAG

Nachtschatten Verlag AG

Manfred Fankhauser und Daniela E. Eigenmann

Cannabis in der Medizin

Geschichte – Praxis – Perspektiven

Dieses Buch widmet sich der Anwendung, Verordnung und den therapeutischen Möglichkeiten der Hanfmedizin. Mit Fallberichten von Patienten, Expertengesprächen und nützlichen Informationen für Ärzte, Apotheker, Patienten und Angehörige.

ISBN 978-3-03788-587-1, 220 Seiten, 14,8 × 21 cm, Broschur

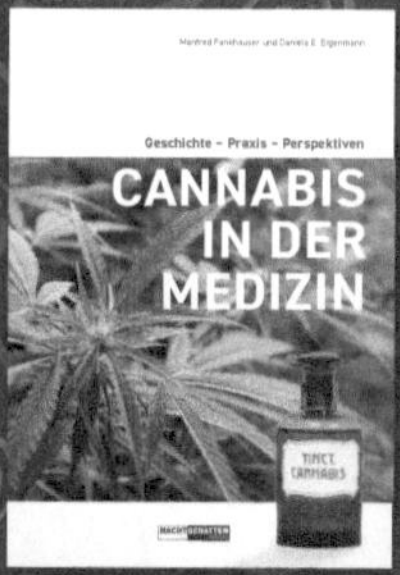

Franjo Grotenhermen

Die Behandlung mit Cannabis

Medizinische Möglichkeiten, rechtliche Lage, Rezepte, Praxistipps

Dieses Buch bietet umfassende Informationen und hilfreiche Tipps zur therapeutischen Verwendung von Cannabis und Cannabinoiden, zu Anwendungsgebieten, Dosierung, Nebenwirkungen sowie weiteren Aspekten einer Therapie mit Cannabisprodukten.

ISBN 978-3-03788-579-6, 128 Seiten, 14,8 × 21 cm, Hardcover

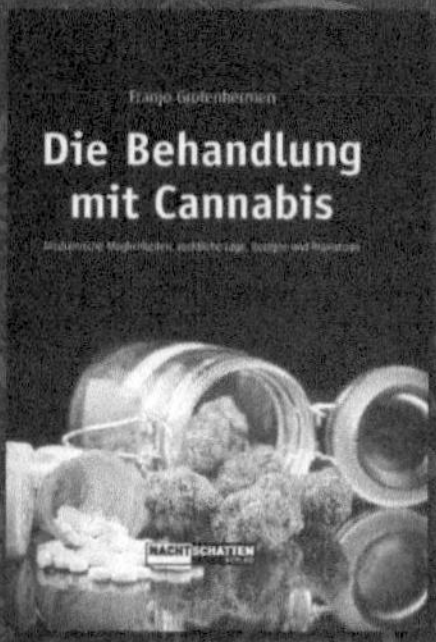

Franjo Grotenhermen

Cannabis gegen Krebs

Der Stand der Wissenschaft und praktische Folgerungen für die Therapie

Studien haben gezeigt, dass die Hanfpflanze und viele Cannabisinhaltsstoffe krebshemmende Eigenschaften besitzen, darunter THC (Tetrahydrocannabinol) und CBD (Cannabidiol), aber auch weitere weniger bekannte Cannabinoide und Terpene.

ISBN 978-3-03788-516-1, 160 Seiten, 14,8 × 21 cm, Broschur

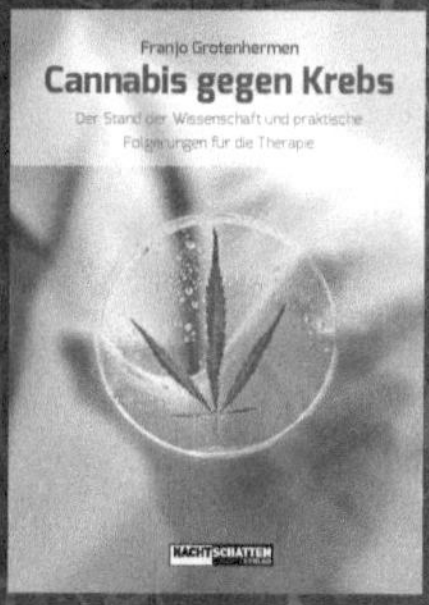

Marie-Anne Mini-Dingremont

Therapeutisches Cannabis

Alzheimer, Epilepsie und Multiple Sklerose mit Hanf behandeln

Die Autorin, eine Pflegefachfrau, erläutert, warum und wie Pflanzen im Allgemeinen und Cannabis im Besonderen Symptome von Alzheimer, Epilepsie und Multipler Sklerose lindern können.

ISBN 978-3-03788-495-9, 140 Seiten, Format DIN A6, Broschur

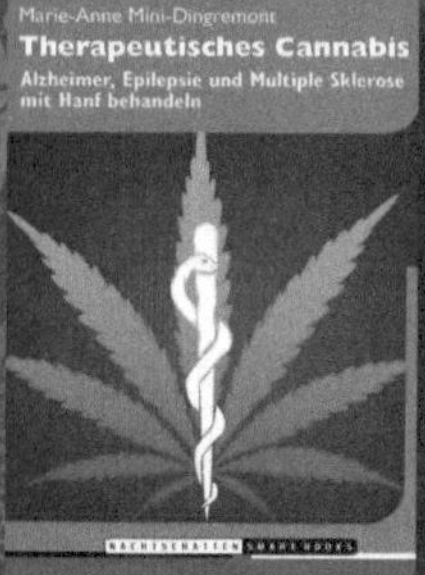

Kronengasse 11
CH-4500 Solothurn

www. nachtschatten.ch
info@nachtschatten.ch

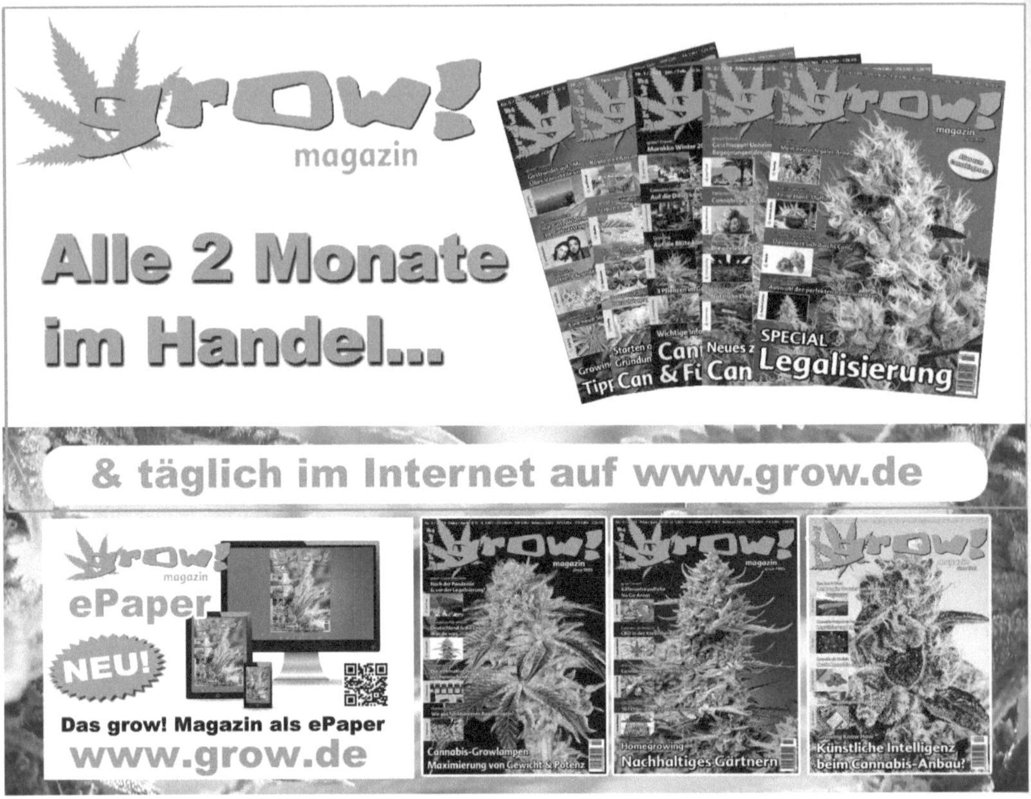
grow!
magazin
Alle 2 Monate
im Handel...
SPECIAL
Legalisierung
& täglich im Internet auf www.grow.de
grow!
magazin
ePaper
NEU!
Das grow! Magazin als ePaper
www.grow.de
Cannabis-Growlampen
Maximierung von Gewicht & Potenz
Homegrowing
Nachhaltiges Gärtnern
Künstliche Intelligenz
beim Cannabis-Anbau?

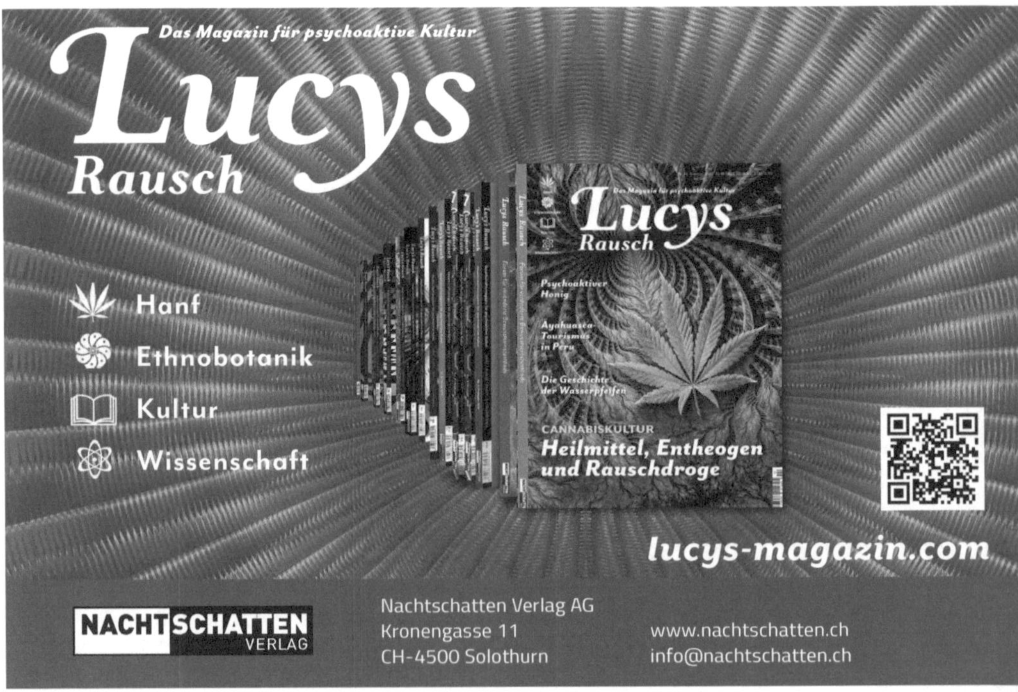
Das Magazin für psychoaktive Kultur
Lucys
Rausch
Hanf
Ethnobotanik
Kultur
Wissenschaft
Psychoaktiver Honig
Ayahuasca-Tourismus in Peru
Die Geschichte der Wasserpfeifen
CANNABISKULTUR
Heilmittel, Entheogen und Rauschdroge
lucys-magazin.com
NACHTSCHATTEN VERLAG
Nachtschatten Verlag AG
Kronengasse 11
CH-4500 Solothurn
www.nachtschatten.ch
info@nachtschatten.ch

VAPORMED

RAUCHFREIE INHALATION

MEDIZINISCH ZUGELASSEN

Unsere zertifizierten Inhalatoren ermöglichen es Patienten, die Vorteile der inhalativen Anwendung von Cannabinoiden ohne die Nachteile der Verbrennung zu erleben. Der Wirkungseintritt erfolgt innerhalb weniger Minuten, weshalb die Inhalation nach wie vor eine weit verbreitete Anwendungsform ist. Für bestimmte Indikationen kann ein sehr schneller Wirkungseintritt ein bedeutender Vorteil sein.

Der VOLCANO MEDIC 2 und der MIGHTY^{+} MEDIC vewenden eine präzise Temperaturregelung, um das Cannabis auf eine Temperatur zu erhitzen, bei der THC und CBD in einem Aerosol freigesetzt werden, ohne die Kräuter zu verbrennen. Das Ergebnis ist ein sauberer und potenter Dampf, der mühelos eingeatmet werden kann.

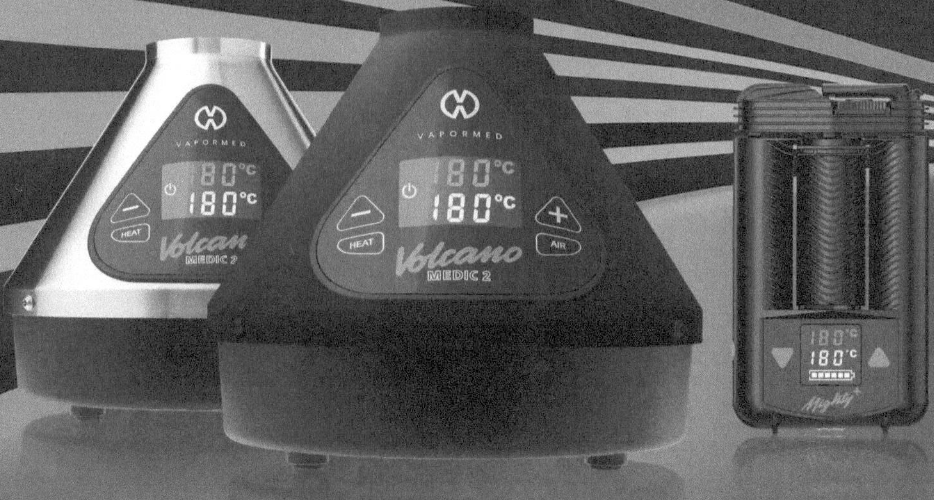

Für weitere Informationen zu unseren Medizinprodukten und um mehr über die Verdampfung zu erfahren, besuchen Sie **www.vapormed.com**.

HANF MAGAZIN
WWW.HANF-MAGAZIN.COM

Hanf Magazin als Partner für dein Unternehmen

hanfmagazin

@hanfmagazin - 10h ago

#hanf #zukunft #onestepahead #hanfmagazin #b2b #outreach #cannabis #lifetime #nachhaltig #ehrlich

Kontakt: **Lucas Nestler** / info@hanf-magazin.com